芋づる式に治そう！

発達凸《デコ》凹《ボコ》の人が今日からできること

栗本啓司＋浅見淳子

花風社

芋づる式に治そう！　もくじ

3 芋づるのはしっこをつかむ【春夏秋冬編】

夏

秋

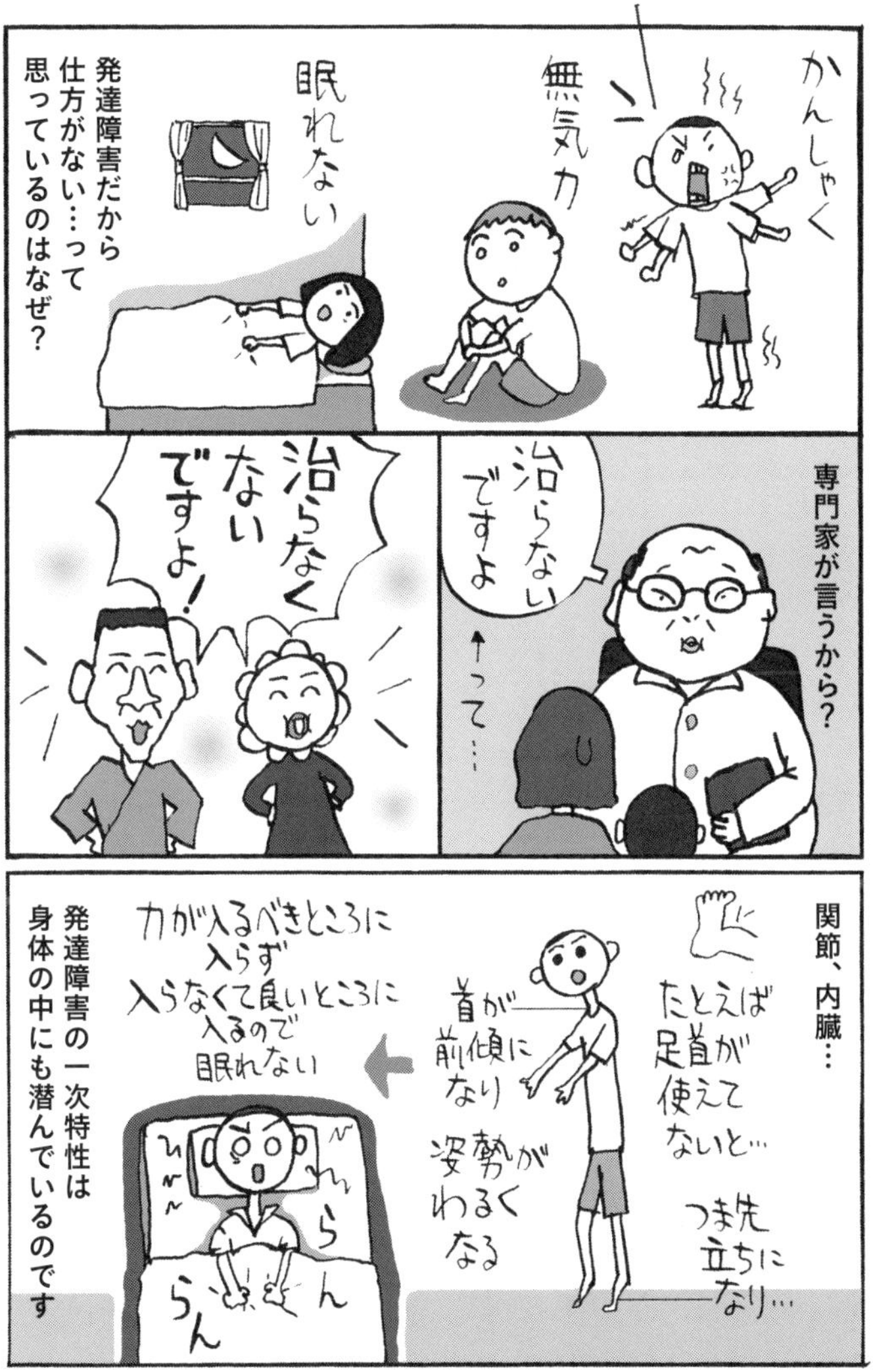
かんしゃく
無気力
眠れない
発達障害だから
仕方がない…って
思っているのはなぜ？
専門家が言うから？
治らないですよ
↑って…
治らなくないですよ！
関節、内臓…
たとえば足首が使えてないと…
つま先立ちになり…
首が前傾になり
姿勢がわるくなる
力が入るべきところに入らず
入らなくて良いところに入るので
眠れない
らんらん
発達障害の一次特性は
身体の中にも潜んでいるのです

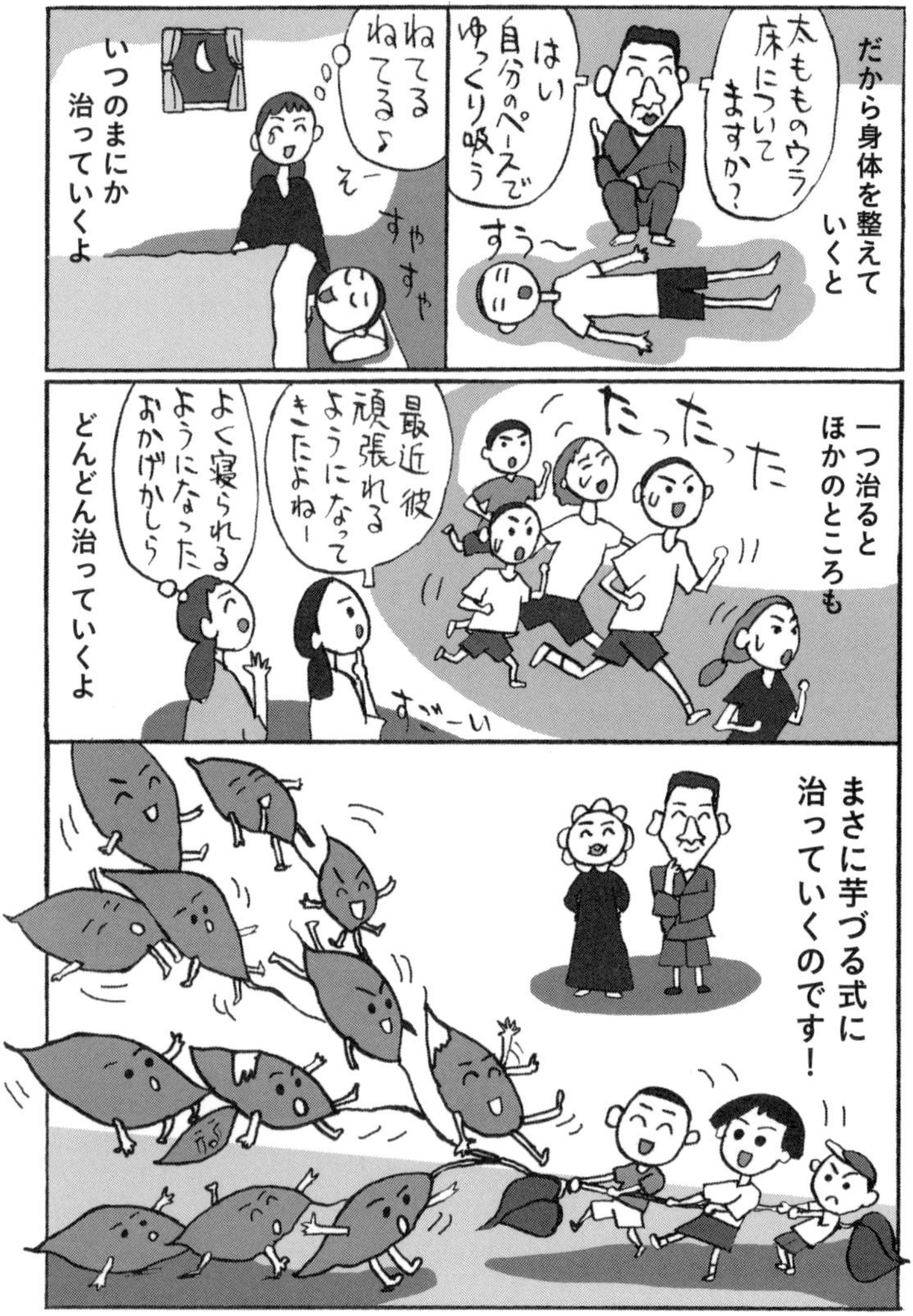

だから身体を整えていくと
太ももウラ床についてますか？
はい自分のペースでゆっくり吸う
すう〜
ねてるねてる♪
すやすや
いつのまにか治っていくよ
一つ治るとほかのところも
たったった
最近彼頑張れるようになってきたよねー
すごーい
よく寝られるようになったおかげかしら
どんどん治っていくよ
まさに芋づる式に治っていくのです！

「発達障害は治る」
なんて言われたら
「そんなことありうるの？」
って思ってしまうかもしれません。

でも
「この子は腰がふらふらしているからしっかりした腰を育てましょう」
と言われたら
なんとなく、そのくらいなら
手が届く望みのような気がしませんか？

腰がしっかりしたら
そこから発達障害にまつわるさまざまな困難が

芋づる式によくなっていくのです。

腰がしっかり育っていけば
姿勢がよくなります。
姿勢がよくなれば、
呼吸が深く入るようになります。
呼吸が深く入るようになれば、
気持ちが安定します。

腰がしっかり育っていけば
排泄がじゅうぶんできるようになります。
排泄がじゅうぶんできるようになると
焦る気持ちがなくなります。
焦る気持ちがなくなると
多動がなくなります。

多動がなくなると、
目の前の課題に取り組む余裕が生まれます。

こうやって、「やるべきことに集中できる」状態が整います。
お勉強が、仕事が、はかどるようになります。
脳みそに余裕ができます。
するとこれまではつかみにくかった
「人と人の間に生きるとはどういうことか」が、
今までよりはずっと、ラクにつかめるようになります。
だから、怖くなくなってきます。

身体をラクに使えない発達凸凹な人たち。
できないことも多いのは、身体がラクじゃないからかも。
根性がないのではなく、身体に準備ができていないからかも。
よく観察してみてください。

生活の上で、そう感じさせる場面も驚くほど多いのです。

でも

だからこそ

身体をラクに使える方法を教えてあげると
芋づる式に、本人も困っていた特性が治っていくのです。
いいお医者さんに出会えなくても
今日このときからできるカンタンワークがあるのです。

この本はそれをご紹介して
芋づる式にラクになってもらうための本です。
さあ、ページをめくってみてください。

1 芋づる式に治す!

良いお医者さんに巡り会えなくても、今日からできること

自閉症は身体障害?

浅見 「自閉症は身体障害じゃないの?」なんて思ってしまうくらい、自閉症をはじめとする発達障害の人は身体的に困った症状をいっぱい抱えています。たとえば睡眠障害。自閉っ子の睡眠障害は、手強いものがありますね。「睡眠障害があるんです」っていうと「自閉症ですからね」で終わってそれ以上解決方法に発展しないことも多いです。それでも眠れないのは困ります。夜眠れなかったら朝学校に行きたくないのも当然です。だから、なんとかしたいと病院に行って薬を出してもらい、副作用覚悟で薬を飲んでも、やっぱり寝られなかったり。

でも絶望することはないんですよね。実はむしろ自助努力というか、健康法で治っていってしまったりするから。たとえば睡眠障害とか、栗本さんに教えていただいた方法、こんなカンタンな方法で治っていってしまうのを見てびっくりです。（→13ページ）

なんでこんなカンタンなことで睡眠障害がなくなっていくのか

なんで？　って最初は思ったけど、今はわかります。とにかく発達障害の人は、「力を抜く」ことが苦手なんですね。それが睡眠やその他情緒の不具合にまでつながっている。そして金魚体操なんて、体力も全然使わないカンタンな動きに見えるけど、これで力が抜けていって、夜眠れるようになったりひどい便秘が治ったりする。長い間、障害がある人やない人の身体をみて改善策を提供してきた栗本さんには、それが実感としておわかりだったんでしょうね。

栗本　はい。発達凸凹のある人たちの身体をみていると、力の出し入れが自在にできない不自由な身体の人が多いと思います。

私は発達凸凹の人たちに接していて、身体の問題が大きいはずだ、それが認知にも

金魚体操

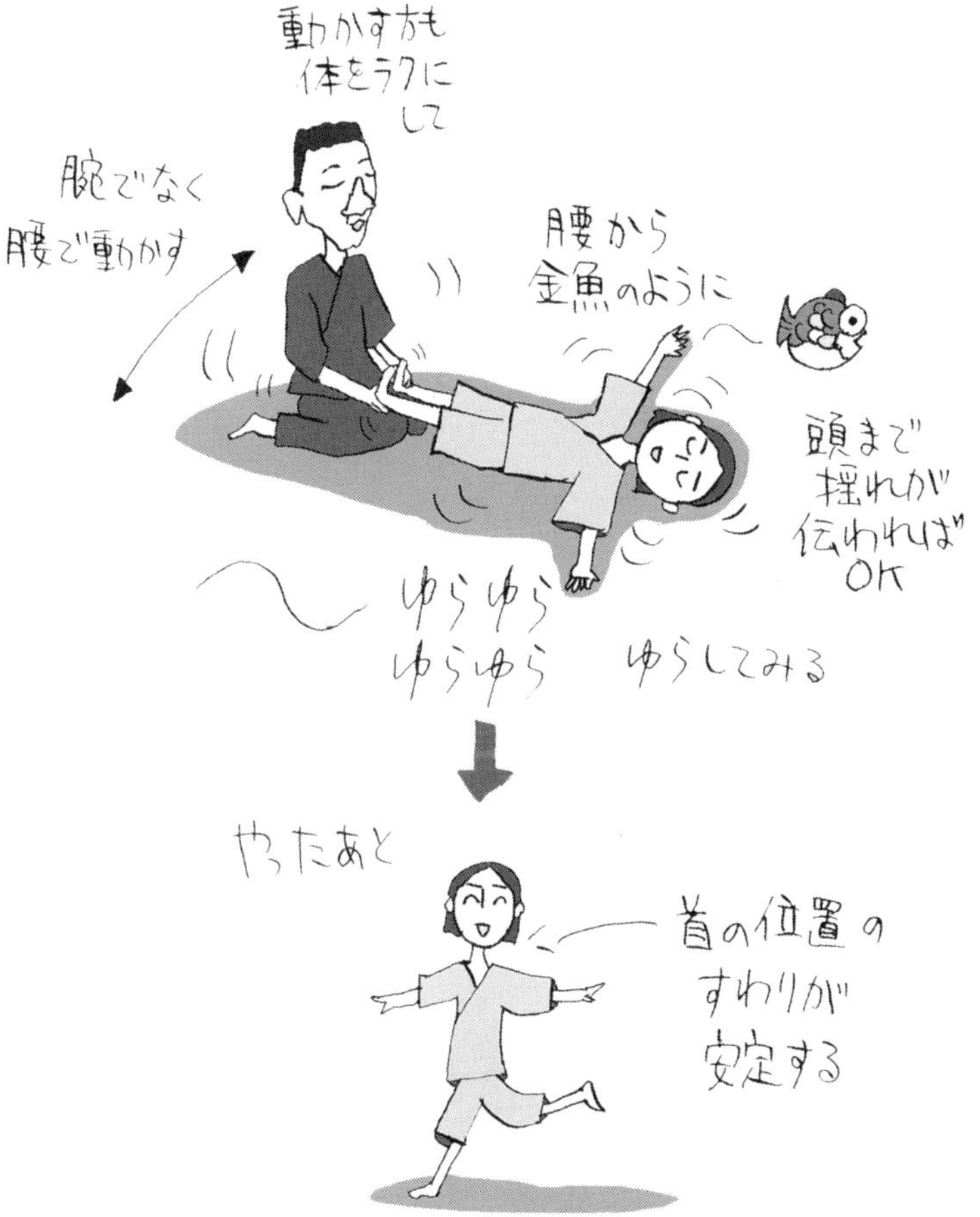
動かす方も
体をラクに
して
腕でなく
腰で動かす
腰から
金魚のように
頭まで
揺れが
伝われば
OK
ゆらゆら
ゆらゆら
ゆらしてみる
やったあと
首の位置の
すわりが
安定する

影響があるし、社会生活の妨げになっているという思いがありました。世界観のずれとか、社会が怖いこととかも、身体感覚のずれや身体がしんどいことが一因となっていないだろうか、とずっと思ってきました。ここをラクにしてあげれば、ずいぶんラクになるはずだと感じてきました。

　だから栗本さんの実践を見たとき「これだ！」と思ったんですよ。そして栗本さんを講師に呼んで読者の皆様とセミナーを開いて、自閉症のあるお子さんや大人の方と一緒に実際に身体を動かし、コンディショニングに取り組んでみました。その結果自閉症とは「身体から力の抜けない障害」ではないかと考えるようになったほどです。それくらい皆さん身体から力を抜くのが苦手。こんな感じのかちんこちんの身体の人が多いんですよね。

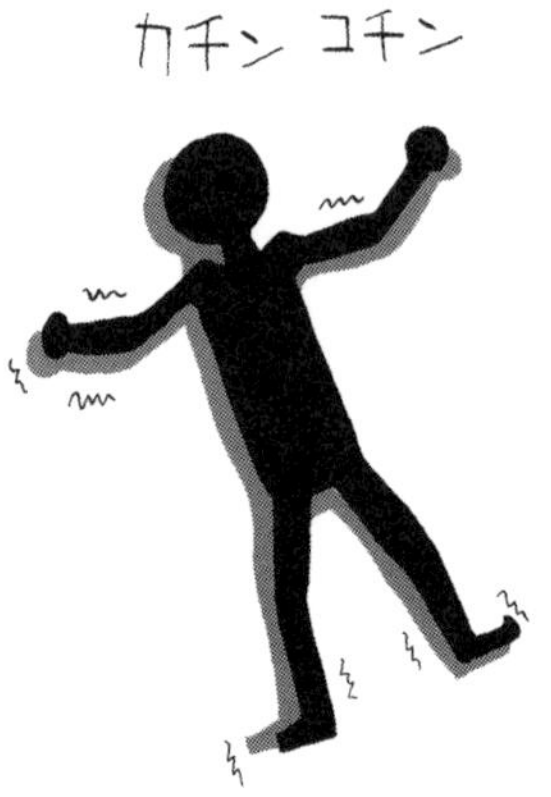

「身体から力が抜けない」「必要なときに力が入らない」障害？

あるいは、低緊張でふにゃふにゃした感じで、力を入れるのが苦手な人もいるでしょう。人間の身体は健康であれば

弛まる←→引き締まる

が自然に適切にできるんです。第一、呼吸がそうでしょう。

そうだそうだ。

これがタイミングよくできると、季節の変動も、うまく乗り切れるようになるんですよ。

自閉圏の方は「弛まない身体」を持っていることが多いようです。そして弛まない人は、引き締めるべきときに引き締まりません。

ここで栗本さんの使う「弛まる」「引き締まる」という言葉の意味を確認しておき

たいと思います。「弛まる」を「太る」とカンチガイしたり、「引き締まる」を「痩せる」とカンチガイする人がいるんですが、そうじゃないんですよね。

まずは、「身体が弛まる」とはどういう状態ですか？

身体の動きが大きい状態のことです。四季の移り変わりで見ていくと、夏は最高に身体が弛んでいます。夏が動きやすいことは、浅見さんだってご自分の身体で実感できるでしょう？

たしかに。私は動くのが好きな人で、動きやすい夏が一番好きな季節です。ただ自閉っ子の皆さんの場合、暑さに極端に弱いというケースも多々見られるから、夏はそんなに好きじゃないかもしれませんね。

身体が弛むと、春と夏は過ごしやすいのです。

ああ、そうか。そして自閉圏の人は身体がかちんこちんだから、春と夏に弱いのかもしれませんね。

はい、そうです。夏は汗さえかければ、ずいぶん過ごしやすくなるはずです。でも身体がかちんこちんだと汗をかくのにも苦労します。

なるほど。でもなんとなく、夏に比べて冬には強い人も多いような気がします。まあ季節の変わり目は全部ダメみたいな感じですけど。

人間は身体を引き締めて寒さに抵抗します。だからかちんこちんの人は比較的寒さのほうが耐えやすいかもしれません。ただ、妙なところに力が入った身体だと、きちんと全体で引き締まらなくなり、不具合が起きます。

だから一年を通じて身体を弛める習慣を持つのは大事なことなんですが、春と夏は弛みやすい時期、そして秋と冬は引き締めやすい時期です。

ふむふむ。

季節を上手に乗りこなすコツがある

一年を通じてそれぞれの四季には、ラクに乗り切る過ごし方があり、それぞれの四季の課題をクリアすると、次の季節を暮らすのがラクになります。

それを図にすると、こういう感じになります。(→18ページ)

引き締まる

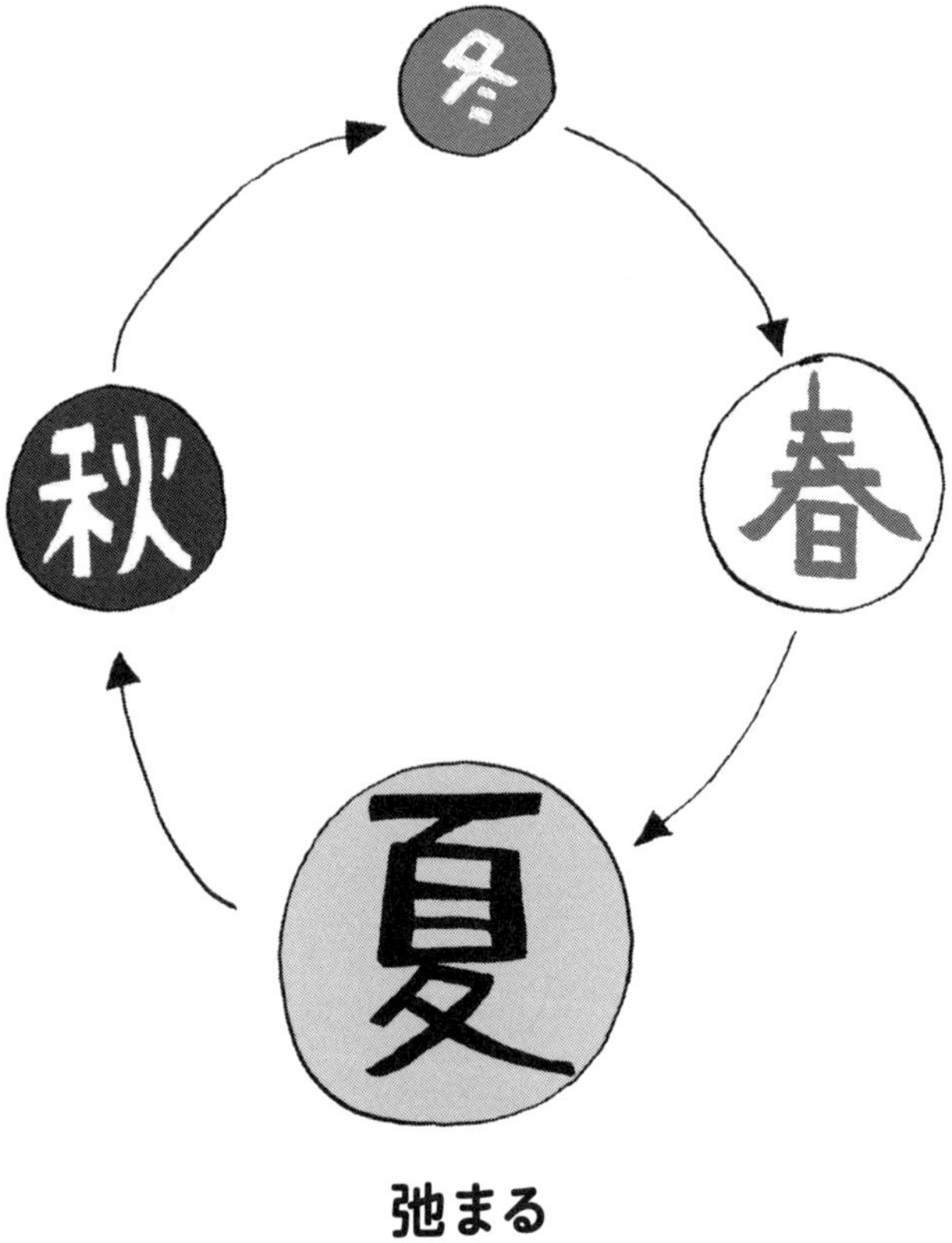

弛まる

この図はわかりやすいですね。そして四季のそれぞれに良い過ごし方があるというのは耳より情報ですね。

私は最初に自閉っ子の皆さんに出会ったときから、この人たちの社会進出の難しさの一つが、季節によって体調が変動しすぎるところがあると思っていたんです。もちろん我々だって、季節によって得意だったり不得意だったりそれぞれあるし、体調も違います。でも一番体調が悪い時期に大崩れする人は、やはり社会に出て労働したりできにくい。知性その他能力があっても発揮しづらいです。だからもしコンディショニングで季節による体調不良が減るのなら、「自閉っ子に社会で活躍してもらいたい」という私の夢がかなうことになります。

四季を上手に乗り切る方法だけではありません。四季それぞれの性質を利用して、身体の状態をよりよくすることもできます。それぞれの季節に発達機会があるんです。

いいですね！　ぜひ教えてください。

「力を抜く」ことの情緒面・学習面での影響

それに「力を抜く」コンディショニングをした方たちは、情緒面や学習面でも成果を見せていますね。

・朝登校渋りがなくなった。
・冷え性がなくなった。
・姿勢がよくなって動きやすくなった。
・フラッシュバックが減った、治っていった。
・多動がなくなった。

など様々なご報告を読者の方からいただきます。

それは、当たり前の結果かもしれません。なぜなら

・身体が緊張していると不安を感じやすくなります。
・呼吸が充分に入らないと気持ちが焦ります。
・目が疲れていると神経系統が疲れます。
・排泄がやりきれていないと情緒的に落ち着きません。
・睡眠が十分でないと日中活動に差し支えがあります。

ふむふむ。

それに
・腰がしっかり使えていないと排泄にも不具合を抱えますし、頑張ることができません。

そうなのですか?

「自閉症を治す」が難しそうに思えても

はい。僕の見たところ、自閉症のお子さんはたとえトイレに行く回数をそれなりに確保しているように見えても、

　排泄（汗・お小水）の不全感↓多動等

の問題を抱えていることがあります。そういうお子さんを見ると、腰が育っていないんですね。そして腰が育たないと、腎臓は育ちにくい。

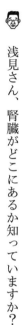

なんでですか？

浅見さん、腎臓がどこにあるか知っていますか？

知りません、そう言えば。どこにあるんだろう。

ここにあるんです。背面にあります。

腰と近いんですね。たしかに腰が育っていないと、腎臓は育たなそうだ。

そうです。人体の仕組みを知ってみれば、当たり前でしょう?

本当だ。

腰が育っていない↓腎臓が育ちにくい↓排泄不全感↓情緒不安定

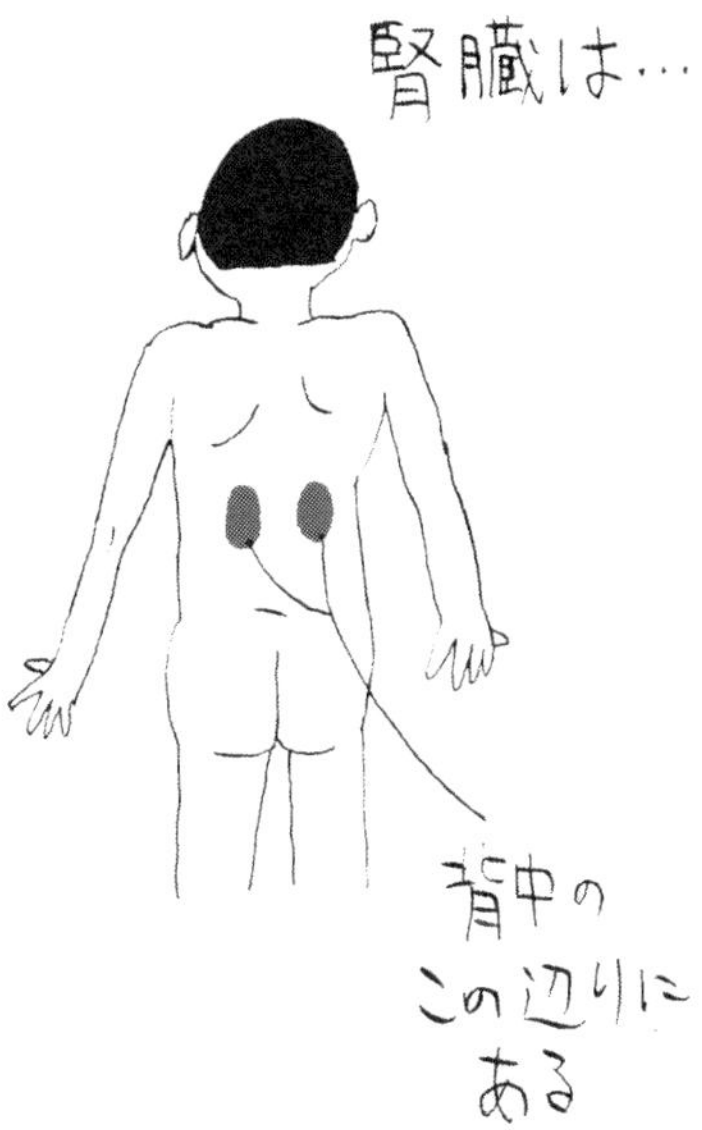

とかつながりますね。逆に

腰が育つ↓腎臓育つ↓排泄ばっちり↓情緒安定

になりそう。良くなる方、悪くなる方、どっちの方向にも芋づるが広がっていそうです。

腰が育っている、育っていないは、ご家庭でも見分ける方法があります。たとえば腰が育っていない人は座るとこうなります。

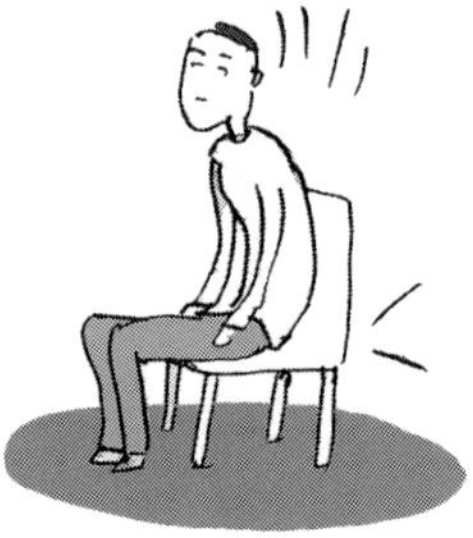

なるほど。

そして腰が育っていない人が抱えている問題は排泄だけではありません。腰が育っ

ていないとはつまり

腰が使えない＝
身体をきちんと捻れない・身体の中心から力を出せない・身体を垂直に保てない

ということなんですが、そういう人たちには

力を入れる＝頑張る

ことが自分の実感でわかりにくいのです。
自閉症のお子さんの中には寝返り打てない人がいるでしょう？

いるいる。

寝返りを打てないということは、腰が使えていない、ということです。きちんと捻れていないんですね。

きちんと捻れている、とはどういうことですか？

きちんと捻れるとは、おへその真後ろの背骨で捻れること。ここで捻れると力が自然と出せるようになります。

なるほど。だから、寝返りが打てないということはきちんと捻れていないということで、きちんと捻れることができない人は腰が使えていないのか。

そして腰が使えない人は、「頑張れ」って言われてもなんのことかわかりません。

頑張るって、力を振り絞ることだからなあ。力を振り絞るときは、身体捻りますよね。

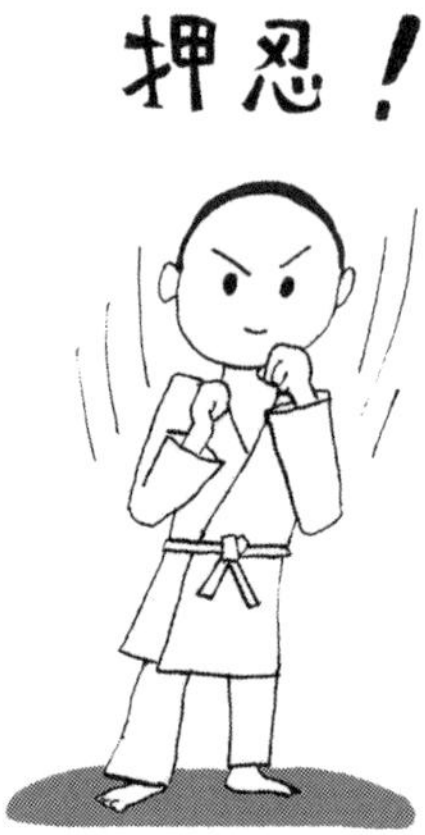

つまり、頑張る様子が見られないお子さんなら、根性がないのではなく、身体に頑張る準備ができていないのです。問題行動と呼ばれるものを起こしているのなら、身体が

そうなっているのです。それほど身体と心はつながりがあります。

なるほど。以前から精神科医の神田橋條治先生や臨床心理士の愛甲修子さんが「身体から治す」っておっしゃっていましたけど、そういうことなのかもしれない。そして身体からだと、治しやすそうです。というか手がかりがつかめそうな気になります。

たとえば「自閉症を治す」なんて最初から力まなくても、腰を育てることはできます。腰が育てば、腎臓が発達するかもしれません。そうしたら排泄の不全感がなくなり、情緒的に落ち着くかもしれません。そうしたら最初は「障害特性の一つ」とあきらめていた多動という問題が一つなくなります。その分ご本人も周囲もラクになります。お勉強等の課題にも取り組みやすくなります。実際身体アプローチを行ってよくなっていっている方は多いし、その方々に起きているのは「芋づる式に治っていっている」ということです、そう言えば。

世の中に発達凸凹な人たちに対する療育はたくさんありますが、『発達障害は治りますか?』の中で精神科医の神田橋條治先生がおっしゃったように「治しやすいところから治す」って本当なんだなあと思います。

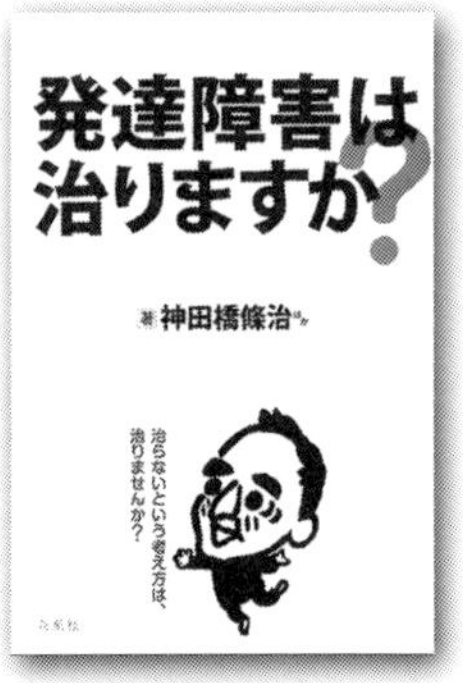

『発達障害は治りますか?』

そして身体アプローチは、その切り口として近道なのだと思います。だって金魚体操なんていうカンタンなことで眠れるようになる↓学校に行くのにぐずらなくなる↓お勉強はかどる　なんていう循環が始まるのを見てきましたからね。別に障害を全部なくさなくてもいい。治りやすいところだけ治せば、それだけラクチンになって脳は発達する。

そして治るのが芋づる式なら、逆に悪くなるのも芋づる式なんですよね。寝不足は情緒の不安定、学習意欲の減退につながるでしょ。

だからこの本は、読んだ方に「良くなるための芋づる」のはしっこをつかんでいただけることを目標として出版します。

そして四季の移り変わりを上手に乗り切ることにも、大変興味があるのですが、まず大事なのは一日一日を健康に乗り切ることでしょう。

そうですね。

でも自閉っ子は疲労にも弱いでしょう。

疲労することは大事なんです。

そうなのですか？

そう。大事なのは「疲れない身体を作る」ことではありません。疲労を睡眠で回復できる身体になることです。疲れても、朝には元気になっている身体になることです。

たしかに。ではまずは、そういう身体になるための一日の過ごし方を教えてください。

はいわかりました。では「一日編」から始めましょう。

よろしくお願いいたします！

② 芋づるのはしっこをつかむ【一日編】

発達障害と関節・内臓の発達の遅れ

発達障害の人の身体を見て思うことは、関節とか、ときには内臓にまで発達の遅れを抱えているのではないかということです。関節の発達の遅れについては前著『自閉っ子の心身をラクにしよう！』に書きましたが、それがゆえにこういう姿勢を取りやすくなり

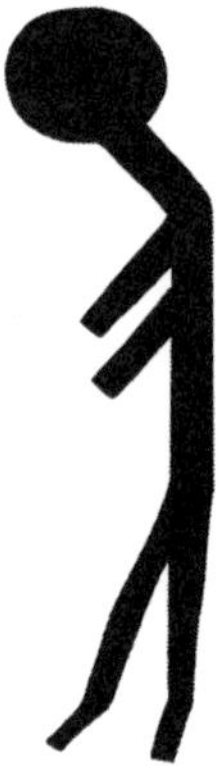

そのために頭が休まらない状態が続きます。それが睡眠や疲労の回復が図れないことに影響していきます。

同じく前著でわかったのは、この棒人間の姿勢は足首の関節の発達を促すと改善されますし

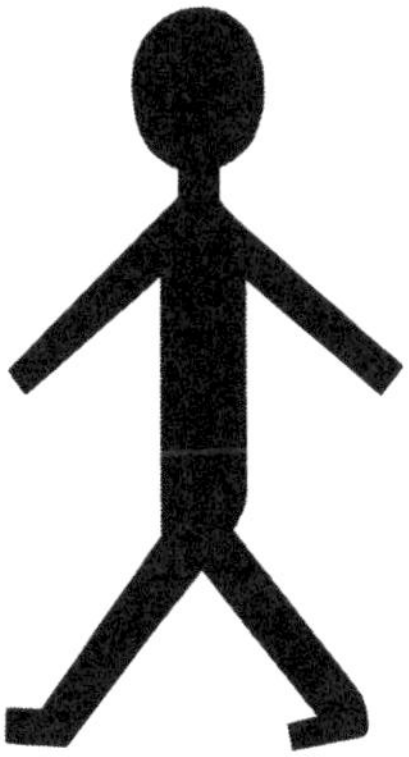

その結果神経も休まりやすくなり、情緒も安定するということです。
『発達障害は治りますか?』の中で神田橋先生がおっしゃったとおり本当に長い目で見るとコンディションを整えることでよくなっていくんだなと思います。(↓32~33ページ)

そこでまず、芋づるのはしっこをつかむための「一日の過ごし方」について栗本さんのお知恵を拝借したいと思います。

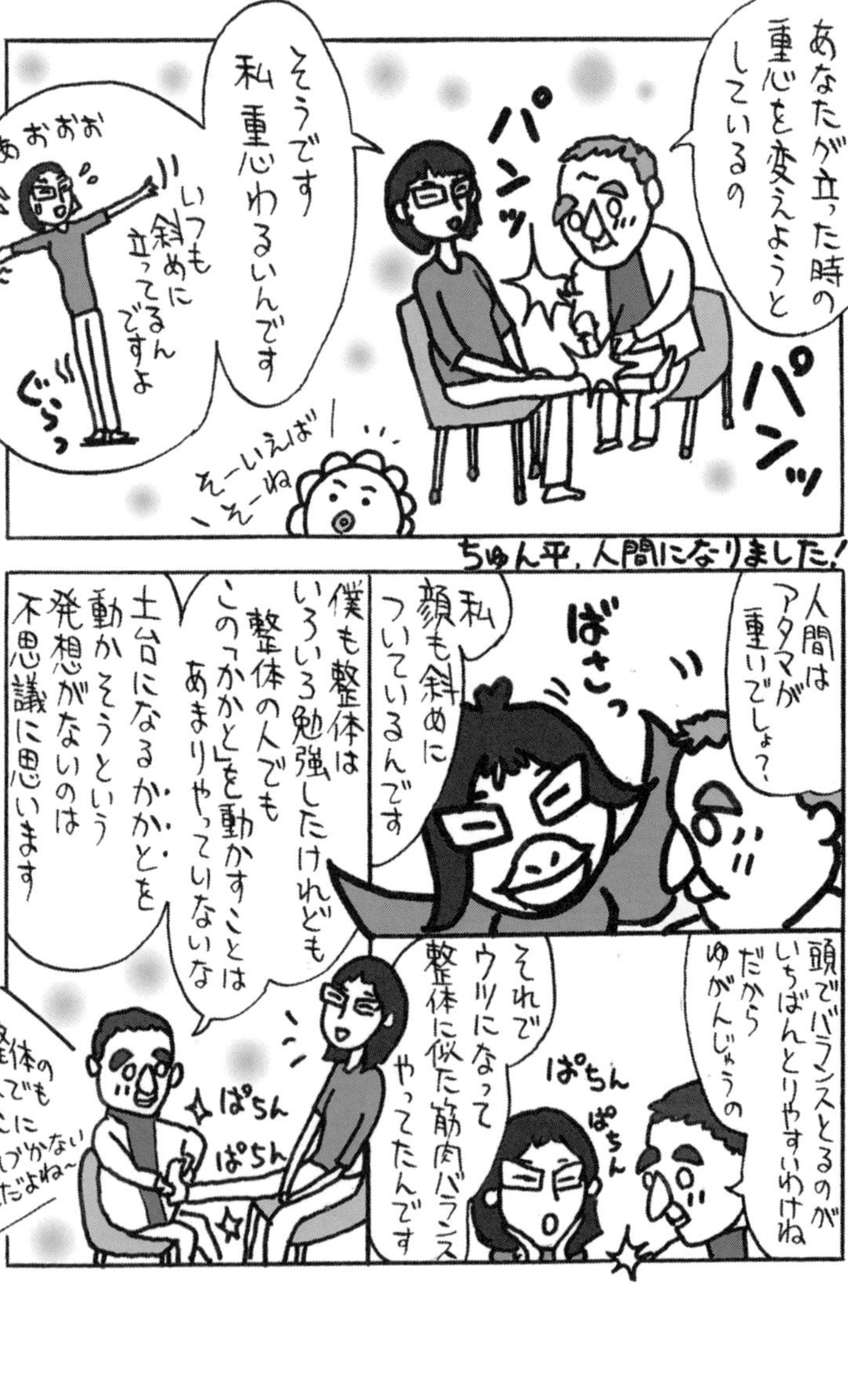
これはね…あなたが立った時の重心を変えようとしているの
パンッ
パンッ
そうです私重心わるいんです
いつも斜めに立ってるんですよ
あおおお
ぐらっ
そーいえばそーね
ちゅん平、人間になりました!
人間はアタマが重いでしょ?
ばさっ
私顔も斜めについているんです
頭でバランスとるのがいちばんとりやすいわけね だからゆがんじゅうの
ぱちん ぱちん
それでウツになって整体に似た筋肉バランスやってたんです
僕も整体はいろいろ勉強したけれども整体の人でもこの「かかと」を動かすことはあまりやっていないな
土台になるかかとを動かそうという発想がないのは不思議に思います
ぱちん ぱちん
整体の人でもそこに気づかないんだよね~

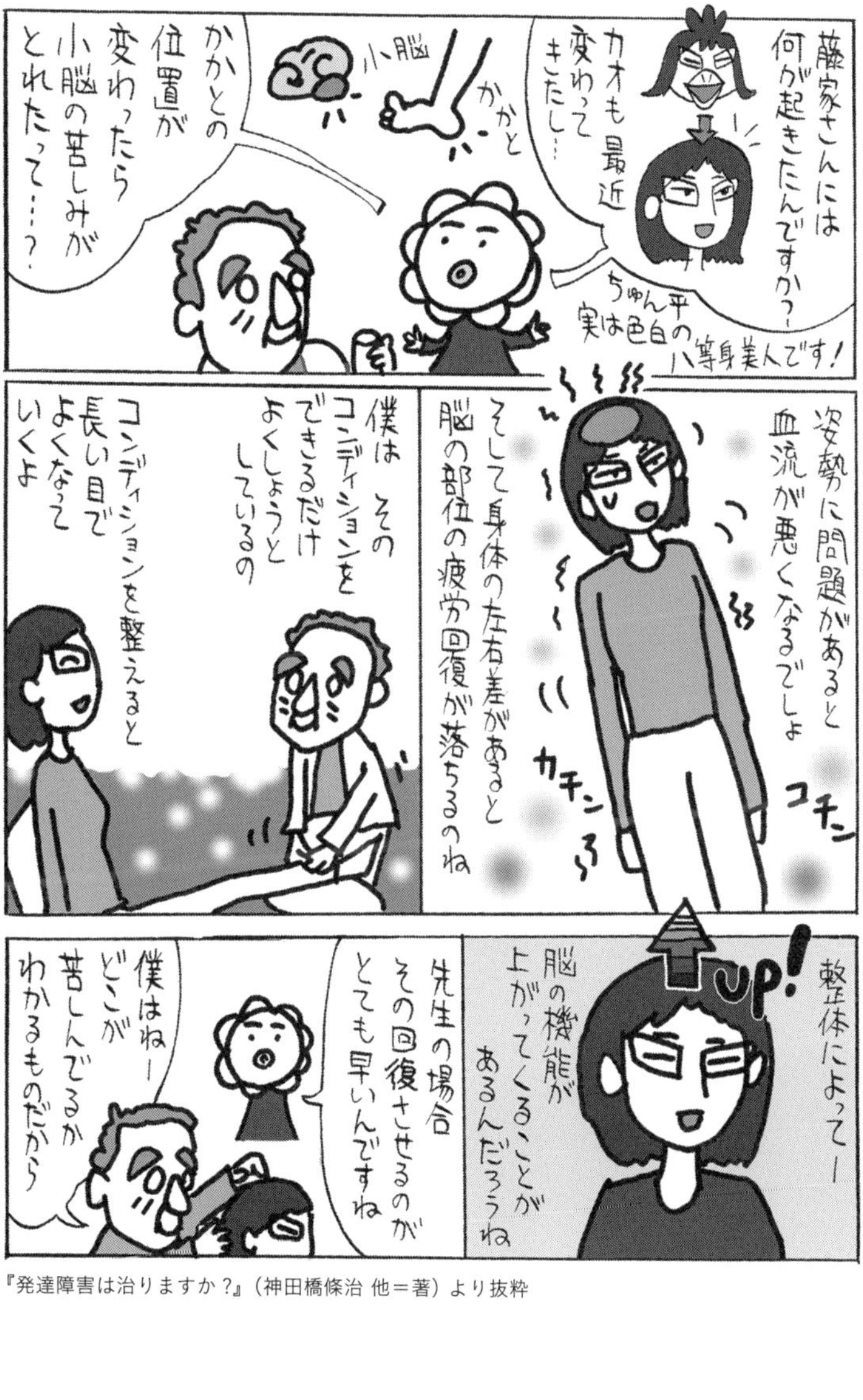
藤家さんには何が起きたんですか？
カオも最近変わってきたし…
ちゅん平 実は色白の八等身美人です！
小脳
かかと
かかとの位置が変わったら小脳の苦しみがとれたって…？
姿勢に問題があると血流が悪くなるでしょ
そして身体の左右差があると脳の部位の疲労回復が落ちるのね
カチン
コチン
僕は そのコンディションをできるだけよくしようとしているの
コンディションを整えると長い目でよくなっていくよ
整体によってー
UP!
脳の機能が上がってくることがあるんだろうね
先生の場合その回復させるのがとても早いんですね
僕はねーどこが苦しんでるかわかるものだから

『発達障害は治りますか？』（神田橋條治 他＝著）より抜粋

目覚めのいい朝を迎えるために必要なこと

まず、朝のことを考えましょう。

朝は、目覚めがいいといい一日が送れそうな気分になりますよね。

たしかに。朝、学校や職場に楽しく行く気になるかどうかには、朝の目覚めがいいかどうかは相当関係ありそうです。

じゃあ「目覚めがいい」ってどういう状態でしょう。

うーんと、朝起きたとき、「よく眠れたなあ」と感じるのが「目覚めがいい」ことじゃないかな。

そうなんです。そして「よく眠れたなあ」と感じるのはすなわち、「疲れが取れた」という感覚なんです。

たしかにそうですね。

だから目覚めのいい朝を迎えるために必要なのは

疲れる↓眠れる↓目覚めがいい

という循環なんです。何時間寝られた、とか時間ではなく「疲れが取れていること」が肝心です。そしてきちんと眠れているかどうかは、前著『自閉っ子の心身をラクにしよう!』でも書いたように頭皮チェックで調べることができます。

頭皮を指の腹で動かしてみると、普通動くんですよね。でも眠りが足りていない人は張り付いているんですよね。

よく自閉症のお子さんで髪の毛触られたくない人っているでしょう? あれは眠りが足りていない状態かもしれません。

そういえばアスペルガー障害の藤家寛

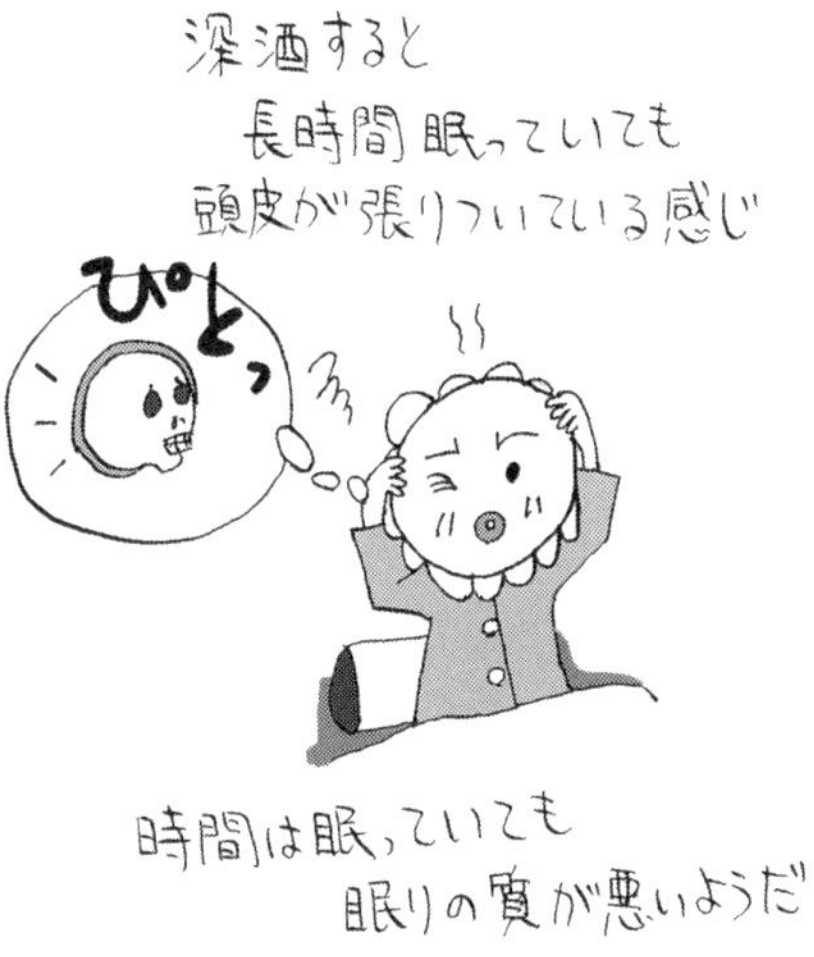
深酒すると
長時間眠っていても
頭皮が張りついている感じ
ぴとっ
時間は眠っていても
眠りの質が悪いようだ

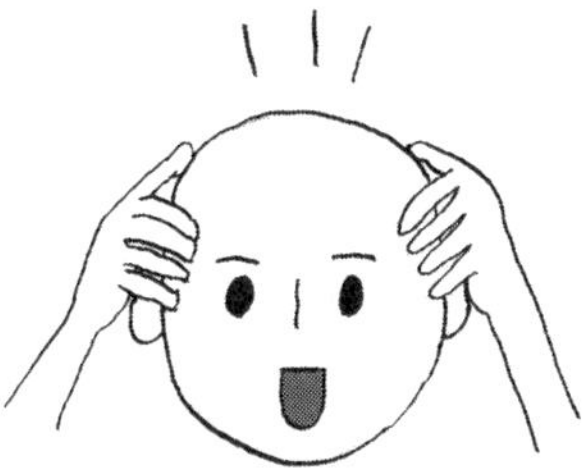

子さんも、二〇〇四年に出した『自閉っ子、こういう風にできてます！』の中ではこんなこと言ってたなあ。

＊　＊　＊　＊　＊

だから、髪を切るときとかも、「神経ないんだから、痛くないって」と言われても、毛穴から出てるんだから、切るときに触られるといたいんだよっっ（怒）

（『自閉っ子、こういう風にできてます！』29ページより）

＊　＊　＊　＊　＊

でも今は藤家さん、しょっちゅう美容院行ってますよそういえば。ぐっすり眠れて三食食べられるようになったことと無関係じゃなさそうですね。頭皮が突っ張らなくなったのかもしれません。それで頻繁に美容院に行けるようになったのかも。

そうかもしれませんね。まあ、思春期はちょっと別で、エネルギーが眠りに化けてこんこんと眠り続けることとかもあるので、別に眠りすぎることに心配はいらないんですが、よく自閉症のお子さんで頭がんがんぶつける人もいますね。

はいはい。いわゆる自傷行為の一つに、後頭部を壁に穴が空くほどがんがんぶつける人がいますね。

ああいう行為も、ぶつけて眠りの足りなさを解消しているのかもしれません。時々「眠りが足りていないんだね」と声をかけるとにこっとしたりするんですよ。

へええ。自覚があるんだなあ。周囲から見て不可解な行為でも、ご本人は案外知っていますものね。表現できないだけで。

疲労するから眠れる

でもね、きちんと疲れられない人はやっぱり眠るのが難しいんですよ。きちんと眠るにはきちんと疲れないといけないんです。眠れない原因の一つは、心地よい疲れが感じられていないことです、

そうか！

疲れる↓眠れる↓目覚めがいい

の良い循環を作るにはまず、「きちんと疲れる」ことができなきゃいけないんです。

自閉っ子は、疲労を感じるのも下手で、気がつくとばたっと倒れるとかそういうパターンはよく見ます。そういうのが、「きちんと疲れる」ことができていないっていうことですか？

それもあります。でもきちんと疲れられない原因として大きいのは、身体全体を協調して使うことができていないことだと思います。

きちんと疲れるために

心地よい疲労ってあるでしょ。

ありますね。たとえば運動したあととか。

それは全身を使えた疲労だから心地よいんです。そのような疲労のあとには、眠りの質も良くなりますし、疲労も回復しやすくなります。でも実際には、ある部分ばかりに力が入って力が入りにくいところには力が入らず、ギクシャクとした動きや偏った身体の使い方から疲れることが多いんです。

たしかに。

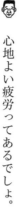

身体全部を使っているつもりでも、実際にはある部分だけを特に使っている。その部分の緊張が残っていることだけで眠りの質が低下したり、疲労の回復が充分にできていないことがよく見られます。

そうかあ。たしかに。

疲れを取るための活動を、人間は自然にやっています。たとえば前著でも触れたように、寝相にもそれぞれ意味があって、親から見ると不思議な寝相でも、実はそれは昼間疲れたところを取る寝相を自然に取っていることがあります。その人がどう寝ているかを見れば、どこが疲れているかわかります。（『自閉っ子の心身をラクにしよう！』16〜17ページ参照）

でも発達障害の子は、たとえば「伸び」をするとか、そういう普通の人が自然にやっている疲労解消の行動が見られないことが多いです。

身体が自然に動きにくい人たちですものね。そこからして、疲労を回復しにくい特性があるのですね。

はい。一日一日疲労が回復されているのが健康な身体です。でも一次疲労が解消されずたまっていくと、二次疲労が蓄積され不調につながります。それが春夏秋冬を乗り切る困難につながるのですが、まずは一日一日一次疲労を解消していく方法をここでお伝えします。

よろしくお願いいたします。

一日の終わりに「ほっとした感覚」をあえて味わうのが大事

一日動けば疲れるのは当たり前です。健全なことです。その疲れを小刻みに一日一日取っていけばいいのです。でもとくに大人の場合、身体の部分的緊張が抜けにくいので偏って身体を使っていることが多いんですね。それを寝る前に取れば次の日がラクになります。

そのために力を抜くワークを生活に採り入れる。だから金魚体操や、風船人間のワーク（『自閉っ子の心身をラクにしよう！』82ページより）の効果が高いのですね。私は当初、栗本さんが金魚体操を一押しするのでそんなに効果があるのかな、と不思議でした。でも自分でも本当にラクになるし、何しろ読者のおうちの凸凹ちゃんたちがどんどん好調になっていくんですよね。今では家族中で毎晩やっているおうちもたくさんあるようです。

金魚あれこれ

ところで『自閉っ子の心身をラクにしよう！』では親御さんがお子さんにやってあげられる金魚体操を紹介しましたが、誤解も色々あったようです。まず「金魚体操をしてあげたいけど、親が疲れる」とか。でもあの本にも書いたとおり、金魚体操は正しくやれば親御さんもラクチンになるんですよね。

そうですね。自分の背骨を左右に小刻みに揺す振ってその動きを相手の背骨に伝えるのです。最初は難しいですが、そういうつもりで行ってみて下さい。

そして必ずしも横揺れじゃなくていいんで

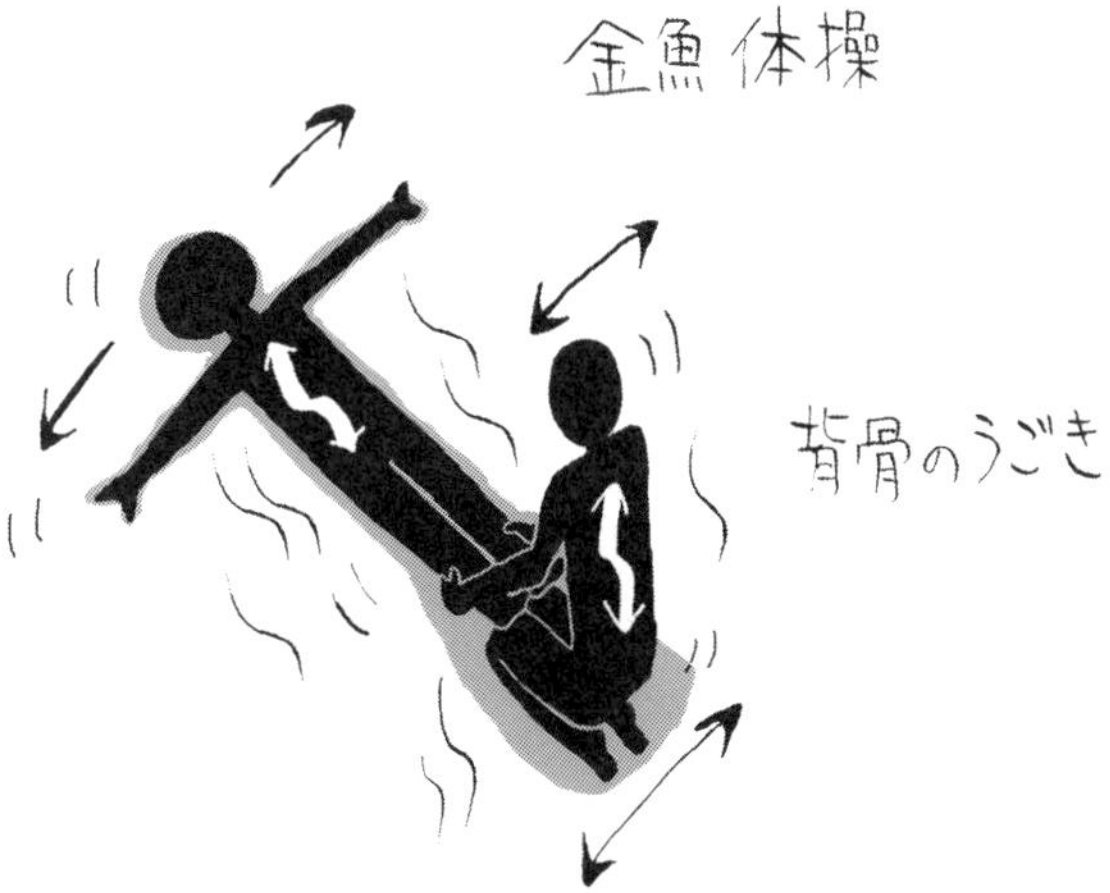

すよね。

はい。人によっては横揺れをいやがることがあります。これは現場での実感に過ぎませんが、聴覚過敏の人は横揺れをいやがる傾向があるようです。その場合は縦揺れでもいいのです。たとえばこのように。

たてゆれ

足の先に手をあてて
ゆらゆら

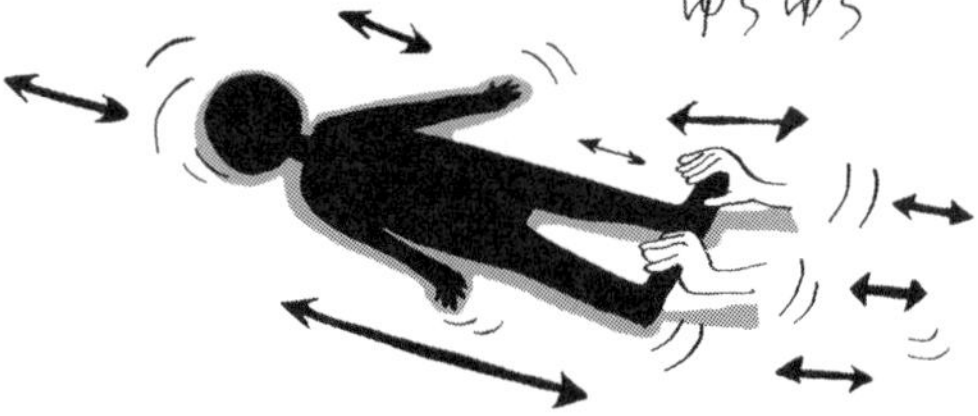

足の先に手をあてて
たてゆれ

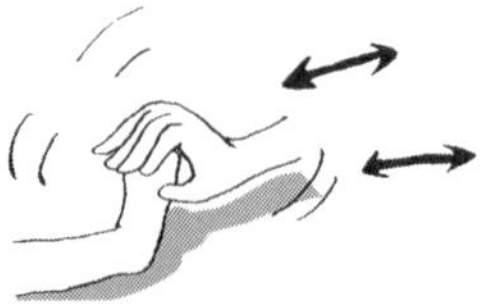

どっち方向の揺れでも、心地よく背骨が弛めばいいんですよね。それにこういう状態でうっとりとしていた方もいましたね。

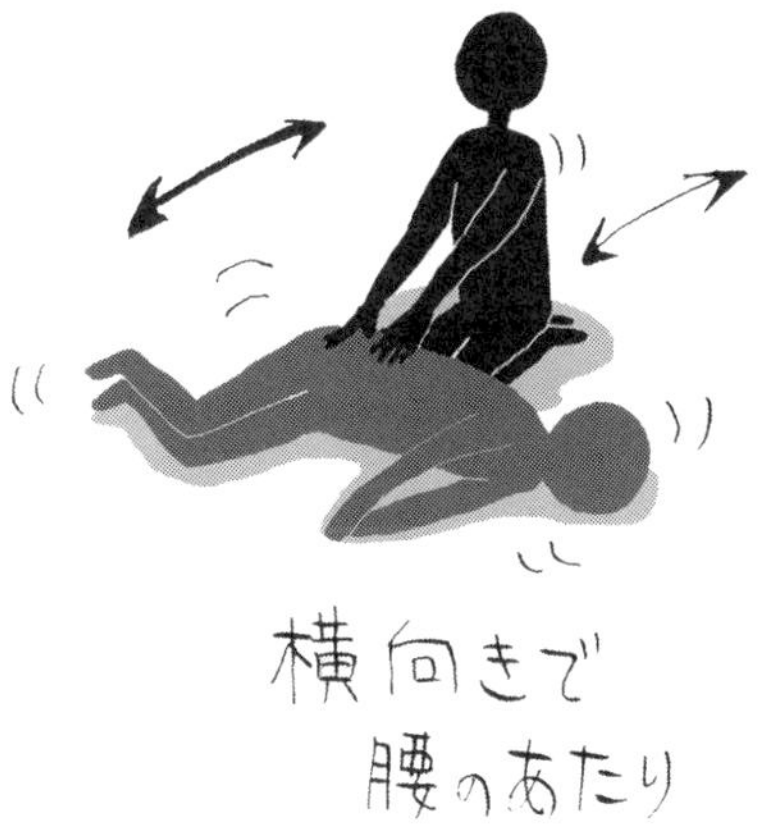

これを栗本さんにやってもらった自閉症の中学生は、そのあとおうちでもご両親にせがむようになり、結果心身安定されて、学校の先生にびっくりされたようですよ。あの方の場合には、どうして横向きがいいとその場で見抜かれたのですか？

あのお子さんの場合、歩いている姿をじっと観ていると左右どちらか一方に体重を掛けていたり、捻った姿勢を取ることが多かったので横向きで揺さぶってみました。
揺さぶってみると手に抵抗感がないので。更に続けているとこちらの揺さぶる力を受け入れてくれて心地良さを感じていました。

なるほど。そういう風に、その人その人の気持ちいい姿勢を探るのですね。

「背骨を弛める」ことが目標

とにかく目的は「背骨を弛める」ことなので、そのためにその人にどうやったらいいか、探ってみるといいですね。お子さんの様子を見ていて、うっとりした顔をしたらそれが当たりなんですね。それに、気持ちいいことを知るとお子さん自らせがむようになることもあるようですね。
きついトレーニングとかと違って、コンディショニングではお子さんが自主的に取り組むというご報告をよくいただきますね。

はい。お子さんがせがむうちはやってあげるといいと思います。長時間である必要もないんです。呼吸が深くなってきたらそれが切り上げ時です。

そうしたら中には、金魚体操を毎日やっていくうちに、だんだん呼吸が深くなるまでの時間が短くなったという方もいますが、これは身体が変わってきたということですかね？

そうです。繰り返しますが、発達凸凹の方は自発的に伸びとかをすることができなくて、だから疲れが普通の人ほど取れなくて持ち越してしまうのです。それで意識的に金魚体操などを採り入れることが疲れを取る近道なんです。でも身体が自然に弛まることを覚えてくると、伸びなどを自然にできる身体になっています。そうすると金魚体操に必要な時間は短くなっていくこともあります。

なるほど。ワークで身体が弛み、身体に調整能力が芽生えてくるのですね。

「鍛える」よりも「弛める」

私の場合は自閉っ子の皆さんほどは身体を弛めるのに苦労してこなかったとは思いますが、それでも一日の終わりにワークを採り入れて身体を弛めることの気持ちよさには気づきましたよ。前から肩こりがすると水泳で治していたんですが、あれも水の中に入ると弛まるからでしょうね。私の水泳って、全然頑張らないんです。ぷかぷか浮いている感じ。だから

水に入る→重力がかからなくなる→身体が弛まる→肩こりがとれる

という作用が起きていたのかなと思います。

それも面白いやり方ですね。本当にやり方はそれぞれでいいんです。

そして大事なことは、「弛めることを知っている身体は、引き締まるようになる」ということです。弛める↔引き締める　が自然にできるようになってきます。

たとえば発達障害の人は「体幹トレーニング」等の必要性もよく言われますが、筋トレとかより「身体を弛める」方が近道なんでしょうか。

そういうケースも多いのです。筋トレはしばしば、身体を固めますから。

たしかに。やりようによっては、かちんこちんの人が余計かちんこちんになってしまいそう。

だから筋トレとかで「鍛える」よりもコンディショニングで「弛める」方が、体幹をしっかりさせる近道だったりするのです。

なるほど、です。そのためのやり方は様々でいいんですよね。とにかく「弛める」時間帯を一日のうち短時間でいいから設ける、ということですね。

一人でもできる金魚体操

たとえば肩こりとか腰痛とかあると、どっちかというと「他人に身体を触ってもらう」ことで解決しようとするタイプの人と、自分で動いて解消するタイプの人がいるような気がします。肩こり↓マッサージ行こう！ってなる人もいますね。私の場合は自分で動いて解消する方が合ってるみたいなんです。だからマッサージじゃなくてプールに行きます。そして金魚体操も、実は「自分金魚体操」が一番好きです。寝る前とか運動する前とか、ちょっとやるだけでずいぶん調子がいいです。これだとプールに出かける手間すらいりません。コツを教えてください。

まずは、仰向けになります。

手足をラクな位置におきます。

そして自分の呼吸を数回感じてみましょう。なんとなくでいいんです。

次に、お尻を左右に揺さぶってその揺れを全身に伝えてみましょう。

心地よい、気持ちよい揺さぶり方をしましょう。

力んだりするとぎこちなくなるので、最初のうちは、ていねいに小刻みに揺さぶるといいと思います。

揺さぶるのに疲れたら動きを止めて、全身を感じてみましょう。

落ち着いたら、手足を伸ばして気持ちよく背伸びをしてみて下さい。

大人の方の中では、自分金魚も広がっ

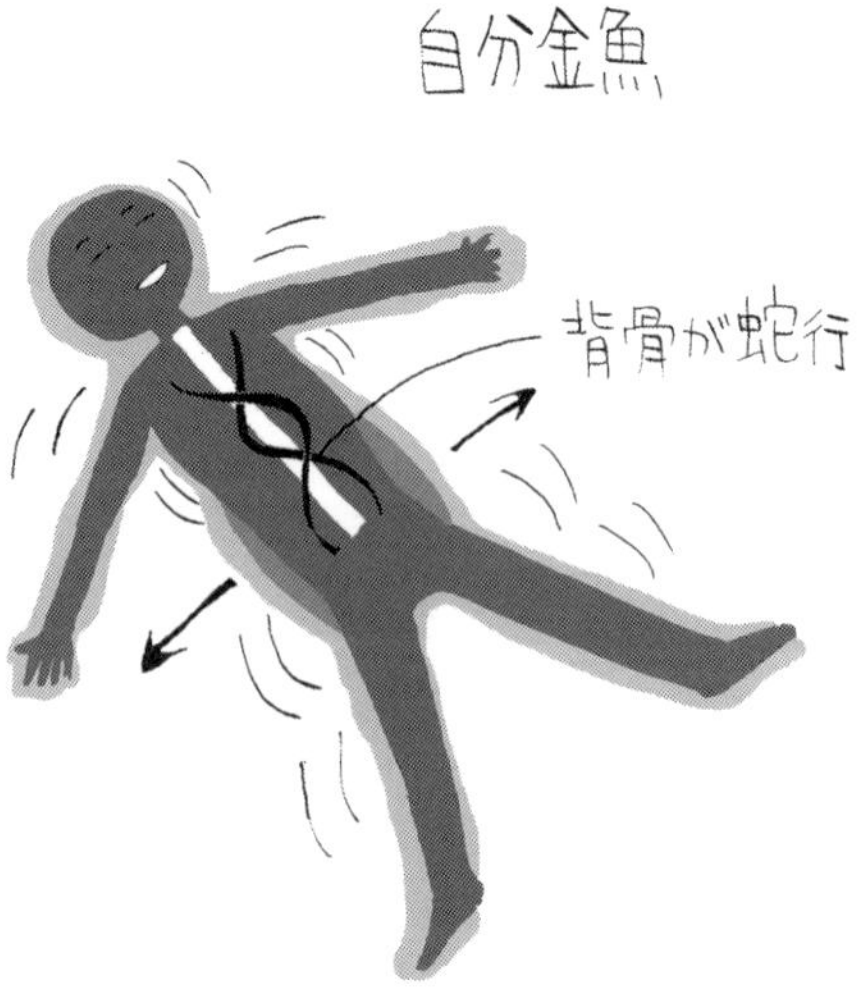

てきたみたいですよ。これならちょっとした空き時間とか、ちょっと疲れたときにもできますからね。もちろん寝る前も。身体が弛まると、当然よく眠れます。

ぐるぐる脳みそを休めるためには

発達障害の子の身体をみると、背骨が硬い子が多いのに気づきます。そして私たちの学んできた東洋医学的見地から言うと、背骨が硬い子は神経系統が忙しいんです。

神経系統が忙しい、って？

つねに頭で情報を拾ってしまうということです。

自閉っ子にありそうですよね。私は「脳みそぐるぐる」とか「脳みその無駄遣い」って呼んでますが、いらないところに神経ぴりぴりさせてるのね。疲れるし、頭ざわざわしていると眠れませんよね。

その人たちには寝る前に背伸びをやってもらってもいいですよ。縦の背伸びは難しくても、寝た状態の背伸びなら難易度低いでしょう。

なるほど。

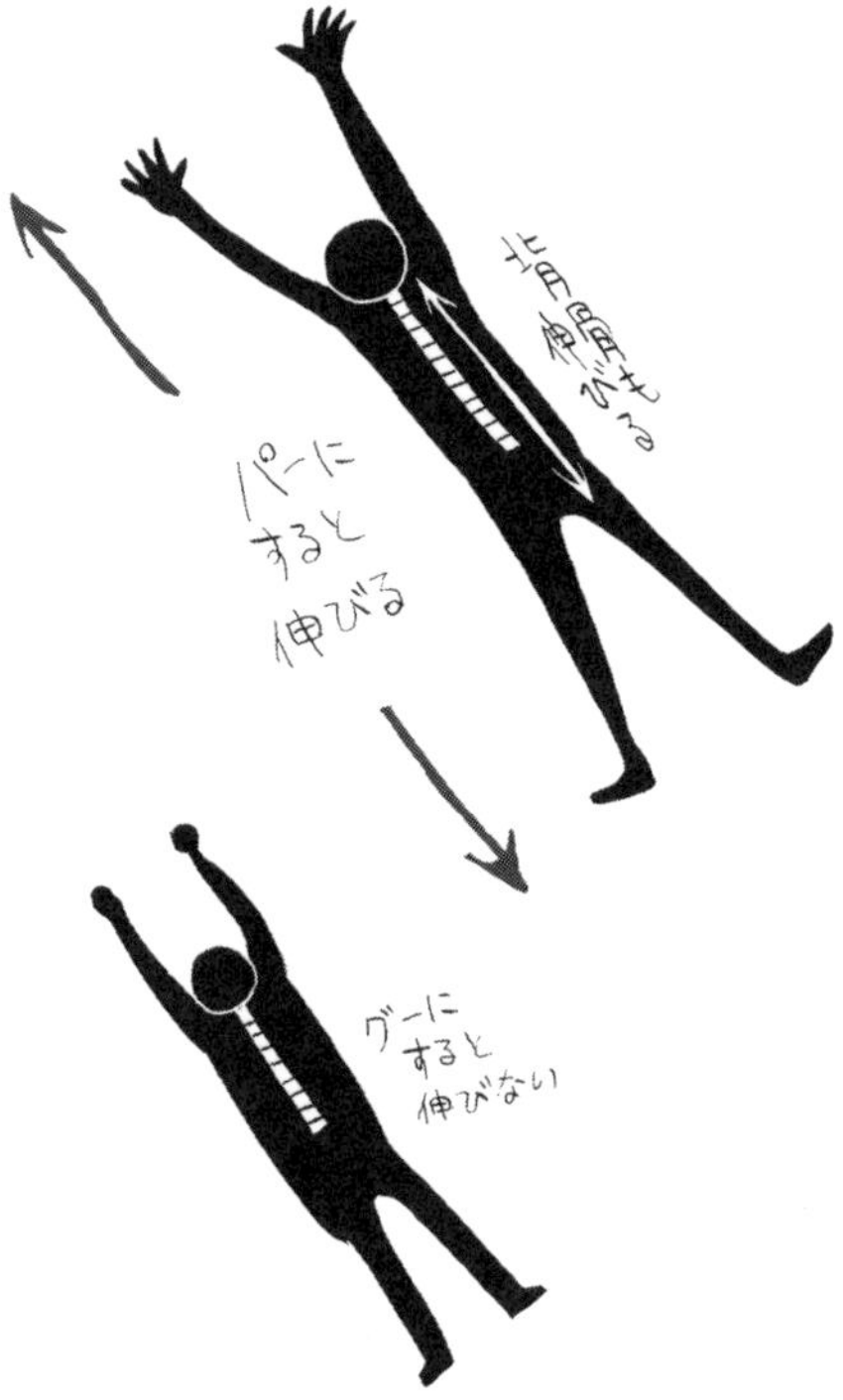

このときは、手はパーがいいですね。背伸びが不得意な子には、パーの方が背伸びがラクみたいです。

背伸びが不得意な子もいますから、できない子もいると思います。でもやっていると、だんだん上に伸びていけるようになりますよ。その子なりの伸びる方向があるので、それを大事にすることです。やっていると、

背骨の硬さが取れる↓神経系統の忙しさが取れる

という良い展開が始まります。

もっともこういう状態になる子もいるかもしれません。

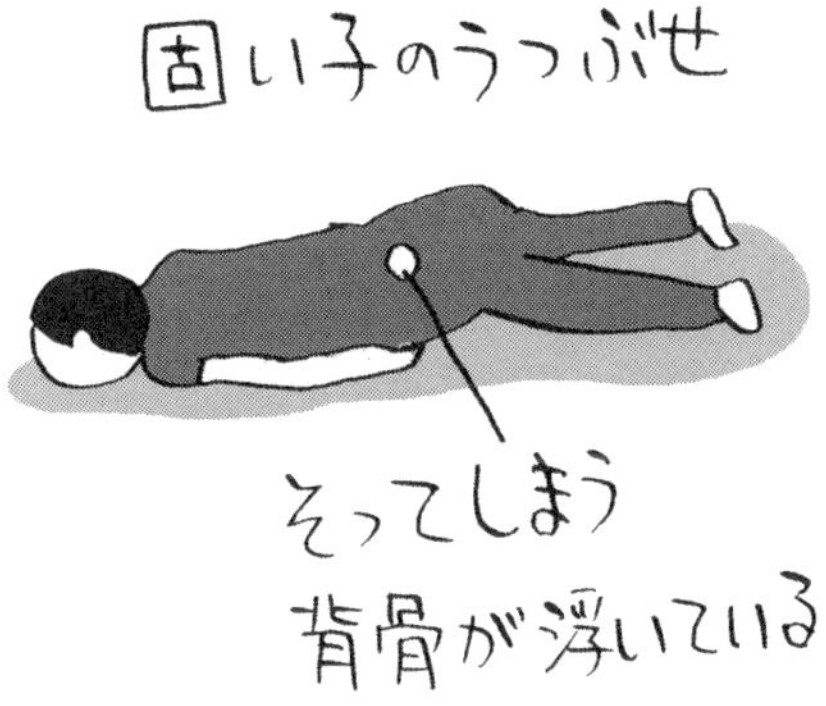
固い子のうつぶせ
そってしまう
背骨が浮いている

とくに横揺れの刺激に弱い子は、背骨が硬い傾向があるので、無理にやらないことです。伸ばす、というより弛めるために伸びる、という意識でやるといいかもしれません。「弛めるために伸びる」のがはっきり身体でわかるようにするといいでしょう。

人間の基本的な感覚として、伸びたいという動きと縮みたい動きがあるんです。呼吸を見るとわかるでしょう。伸びて、そして縮んで、そしてまた伸びているでしょう。

可動域が大事ということですか？

違います。「自然に伸び縮みする身体」になることが大事なんです。女性でいえば月経周期も伸び縮みに関連があります。骨盤が開く時期と閉じる時期があって、それが自然に行われている人はあまり月経にまつわる困難がありません。更年期も不調が重い人とほとんど出ない人がいますが、それも自然に骨盤の開閉ができる身体かどうかが大きいのです。

なるほど。弛める↔引き締める　ができるって本当に健康に大きな影響があるんですね。

背骨を観察する

背骨を弛められるかどうか見るには、こんな遊びもいいかもしれません。

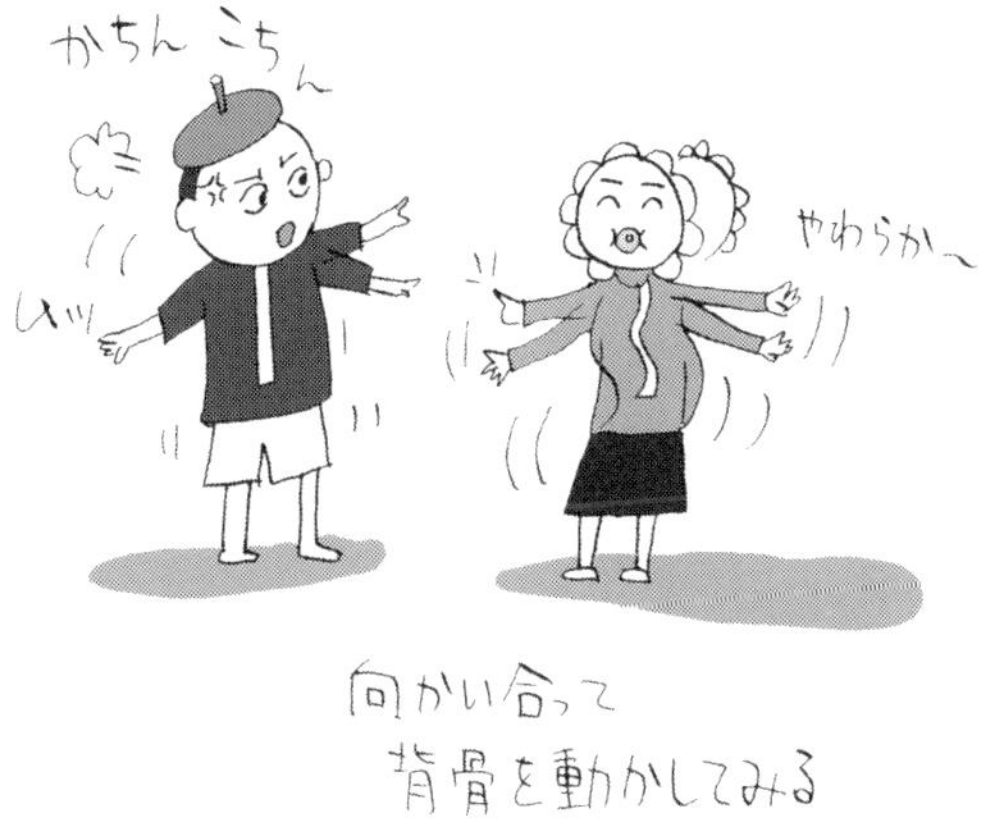
かちん こちん
ひッ
やわらか〜
向かい合って
背骨を動かしてみる

子どもとこうやって遊んでみて、「背骨が硬いな」と気づいたら、金魚体操や背伸びを心地良い感じを大切にしながらやってみるといいですね。「健康体操」というとラジオ体操などをする人も多いですが、こういうカンタンな動きのほうがずっと身体が弛んで背骨が動きやすくなります。ラジオ体操ってよく考えたら肩ばっかり使ってあまり背中使っていないんですよね。

そういえばそうだ。そして「鍛える」のが目的ではなく「弛める」のが目的なのだと意識してプログラムを組み立てていくと良さそうですね。

とにかく現代社会では全身を使うより身体を部分的に使うことに偏りがちだから、寝る前にその部分的に緊張しているところを弛めておけば疲労が全身で感じ取れて、よく眠れて、結果として目覚めがいいわけですね。

寝る前にほっとする身体にしておきましょう。

あえてそういう時間を設けるのがいいんですね。

長い時間は必要ありません。本当に数十秒で弛むことも多いので。

目の疲れを取る

あと、現代は目の疲れる時代でもあります。日々の指導の中でも、目の疲れからくる疲労がたまっている方にお会いすることが多いです。目だけ疲れて心地よい疲れに至っていないことがよくあります。

目の疲れを取るにはどんな方法がありますか？

一つは温タオルですね。お風呂に入る温度よりやや高めのお湯でタオルを絞り、目にあてます。各個人感覚が違うので心地よく感じる温度で行うといいでしょう。

目が弛んでくるとふゎ〜とした感じ、身体全体がラクになっていく感じがでてきます。そういう感じがでるまで繰り返すといいでしょう。

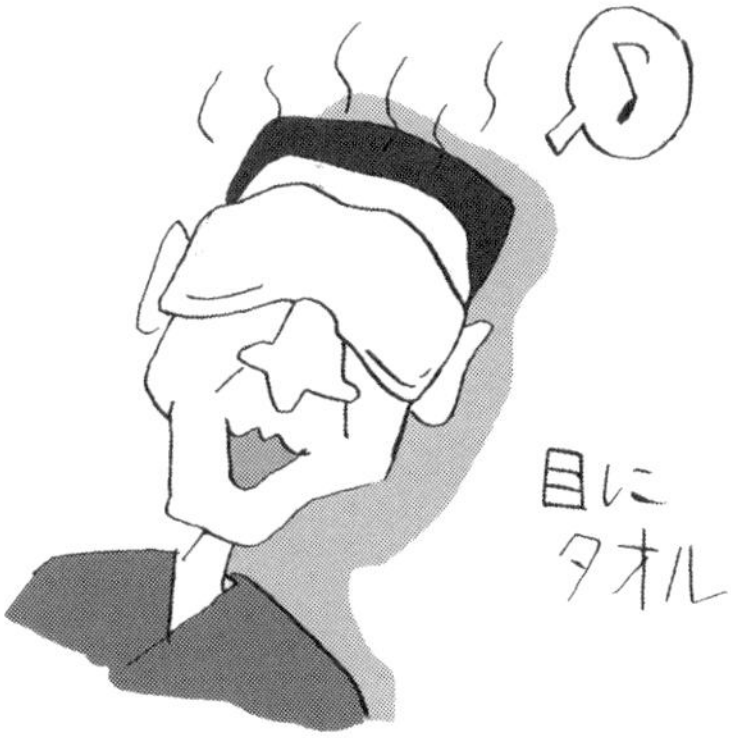

なるほど。他には何か目を休める方法はありますか？

目の線と耳の線をつないだところにある一休さんのツボ

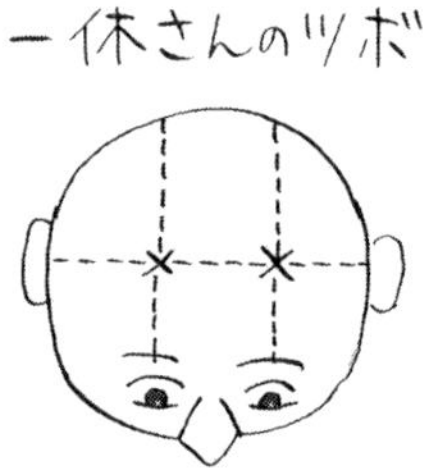

ここをトントントントンと指の腹で叩いてみます。右と左、叩いてみましょう。澄んだ音がしない方があることが多いです。

本当だ。私の場合、左の方が音が澄んでいる。右はなんか鈍い音がします。

そうしたら今度は、鈍い音の方だけ叩くんです。トントントントンと。

トントントントン

いい音になってくるでしょ。

ほんとだ。

ここを叩くと弛むんです。あくびが出てきたりするんですよ。ここは目と関係するところでもありますが、神経系統と関係するところでもあります。自閉症の人の身体の使い方がぎこちない原因の一つに、頭ばかり使って身体にまかせきれていないところがあります。そういう人は例えば、こうやって寝てもらって足を持ち上げると軽かったりします。

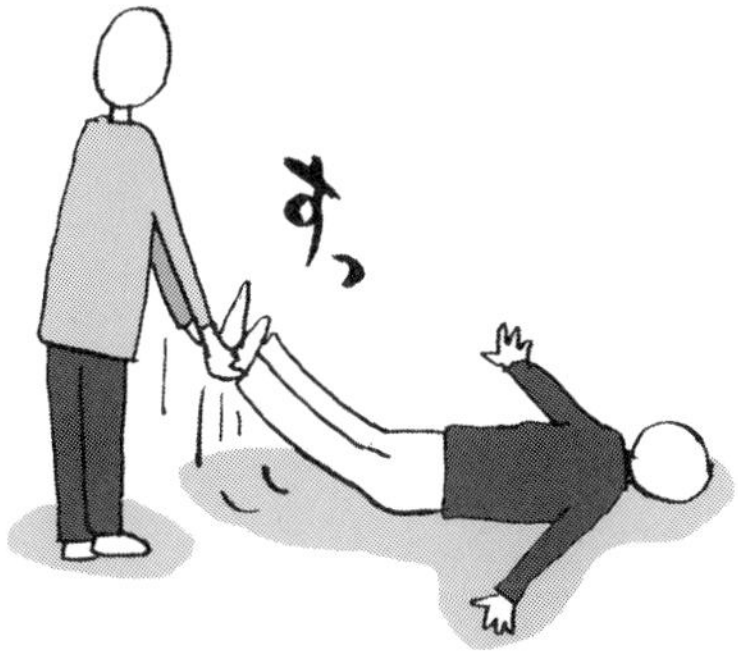

足を持ち上げると
軽かったりする

なんで？

足に意識が行ってないんです。頭で全部やろうとしているんです。だから頭だけで「足を上げよう」って考えているんですよ。ところがそのときに一休さんのツボをトントントントンとすると、足が重たくなるんです。

足のことは足にまかせてその分頭を使っていないわけですね。だから脳みそラクチンになるんだ。それが「上虚下実」なんですね。東洋医学では「上虚下実」の状態が健康な状態なんですよね（編注：上虚下実とは、上半身に力みがなく足裏全体に体の重さが乗っていてゆったりと深い呼吸をしている状態）。

土台がしっかりしている身体が健康なんです。

土台がしっかりしていないと、頭で余分に役目を引き受けることになって頭がしんどくなるんですね。よく自閉っ子は頭でっかちで疲れそうだなあと思いますが、そういうことなんだ。それも取れていくんですね。

一日編　まとめ

まとめてみましょう。

・丈夫な身体とは、「疲れない身体」ではなく、「きちんと疲れてきちんと眠れてきちんと回復できる身体」。

・そのために大事なのは、弛まる⟷引き締まる　が自然にできる身体を作ること。

・弛まる⟷引き締まる　身体を作るために今日から0円でできることがある。

そうですね。そしてそのためには部分的な緊張を取ることが大切になってきます。

この本に載っている温タオル法や金魚体操、前著『自閉っ子の心身をラクにしよう!』に載っているコンディショニング法を活用して「きちんと疲れてきちんと眠れてきちんと回復できる身体」を育てていきましょう。

四季を活かすという発想をしよう

ところで、集中力を養うのに一番適した時期は秋なんですよ。

どうしてですか？

集中しているときは、無意識に身体を引き締めて使っています。このとき要となるのは腰です。

そして秋から冬に向かって、腰が引き締まる動きが出てくるからです。

どうしてですか？

寒さに抵抗するため、この時期に腰は引き締まってくるのです。

秋になると物事に取り組みやすかったり、集中しやすくなるのはこのためだからと言われています。

体操を指導している子どもたちをみていると、秋は転がる動きが合っている感じがします。横に転がる動きを通して腰や骨盤を無意識のうちに刺激して季節に適した身体になろうとしている感じがします。

自閉圏の皆さんは季節に翻弄されやすいけど、四季って実はそれぞれに課題があるんです。そしてそれをこなしていくと、その効果は、実はラクに過ごせることに留まらないんです。

そうなのですか？

はい。各季節は、心身の発達や身体の働きを改善するチャンスでもあるんです。四季があるということは、それだけ意味が深いんです。

四季を乗り切るだけじゃなく、活用できるのですか？

そうです。

いいですね～。四季のある国に生まれた私たちとっては。四季それぞれの課題をこなしていけばラクな身体と努力できる身体を育てていきやすいわけですね。

では、それについて教えてください。春夏秋冬編に進みましょうか。

3 芋づるのはしっこをつかむ【春夏秋冬編】

じめじめした梅雨をどう過ごすか

四季に応じた身体作りに入る前に、上手な梅雨の過ごし方について考察しておきましょう。日本特有の季節ですし、発達凸凹のある人は苦手な季節でしょう？

そうですね。

梅雨を苦手に感じるのは、湿気があるのに汗をかけないため皮膚呼吸がしづらくなるからです。その結果息苦しくなることもあれば、体内の水の循環が停滞しむくみやすくなったり、身体が重くなったりすることもあります。

汗をかけない状態のまま、体内の水の循環を停滞させたままにしていると、汗を本格的

にかき循環をフル活動に行う夏の暑さに適応できず、ぐったりし、パニックを起こします。だから『自閉っ子の心身をラクにしよう！』にも書いた汗をかくトレーニングを、梅雨からていねいに行うといいと思います。

良い夏を過ごす勝負は梅雨から始まっているというわけですね。

そうです。汗をかきやすい身体を作るのは梅雨がチャンスなのです。汗をかけるということは、体温調節ができるということです。そのためのコンディショニングには梅雨の時期から取り組んでおきましょう。

わかりました。では汗をかく練習は梅雨からしておいた方がいい、ということを踏まえて、夏に入っていきましょう。

夏

◎排泄・循環と水収支をよくするチャンスの季節

苦手な夏をむしろ活用する

私は夏の前に、「夏は脚を動かす運動をいっぱいするといい」と栗本さんに教えていただいて実行していたら、わりと夏もラクに乗り切れたし、その後秋になるとすっと身体が自然に変わっていくのがわかりました。秋の身体は夏の身体と明らかに違うんだけど、おおうまく秋に乗っかれたな、という実感がありました。その体験から思ったのは、四季それぞれ過ごし方があって、それに則って生活していれば四季の変動にあまり翻弄されずに済むのかな、とか。

はい、そうです。四季の変動に翻弄されないコツは、

・季節ごとの課題をきっちりやりきること
・前の季節の疲れを取ること
・その季節を活用すること

です。そして夏は脚、下半身をよく動かすのが大事です。それを実践したらいい秋を迎えられたのは自然なことです。

ほほお。面白いですね。ではなぜ、その中でも「夏は下半身を動かす」のが大事なのか、順を追って説明していただきましょう。

夏は「下半身の季節」

もう一度この図を見てみましょう（↓66ページ）。四季によって人間の身体の弛みやすい↔引き締まりやすい　の変遷はこうなっています。

引き締まる

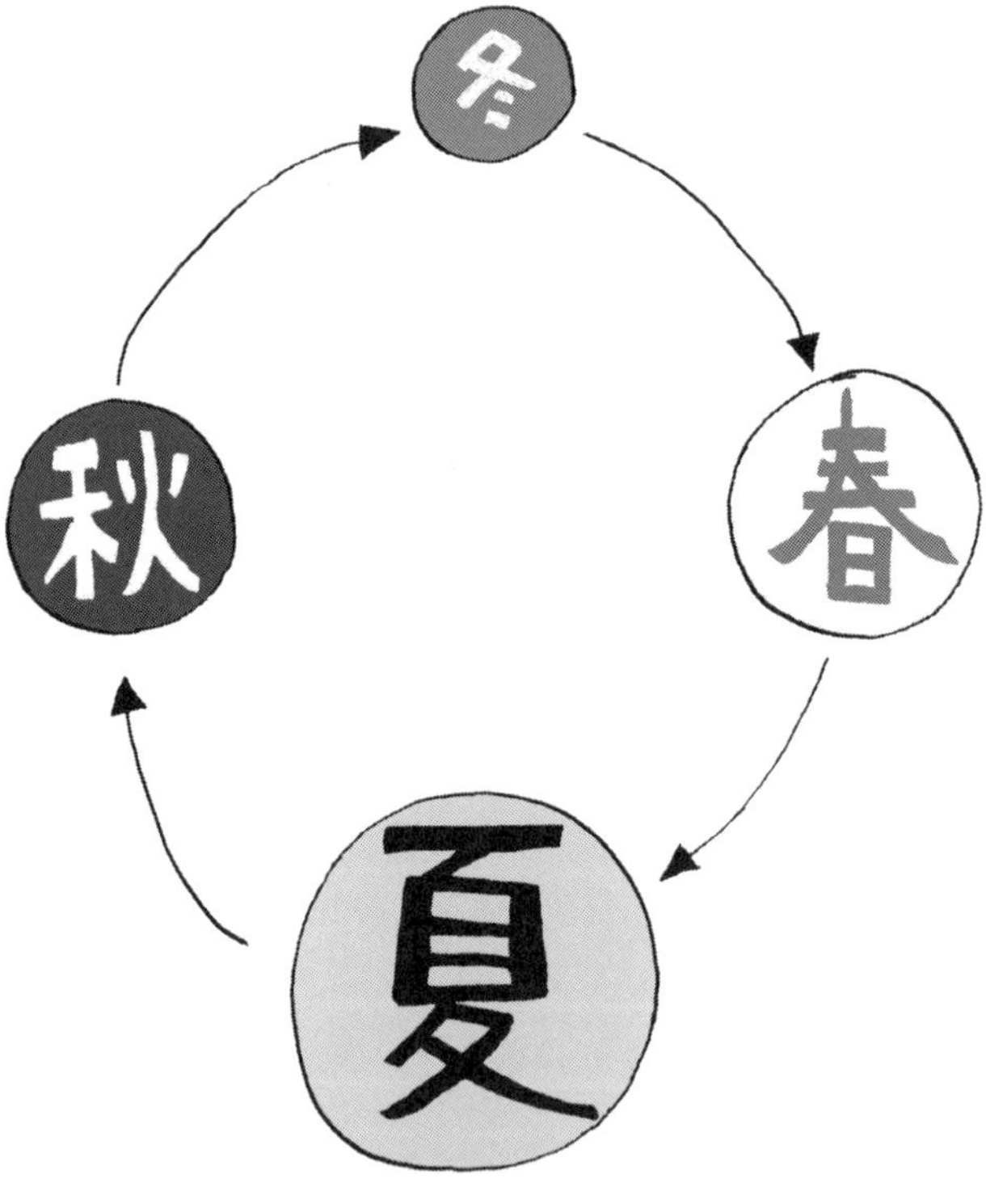

弛まる

春夏は弛む季節で、秋冬は引き締まる季節ですね。もう一度繰り返しておきますがこれは体型が変化して夏は太り冬はやせるというわけではなく、動きの幅が広い季節と狭い季節があるということですね。

そうです。そして四季の中で、夏の課題ははっきりしています。

なんですか？　夏の課題とは。

夏は「排泄・循環と水収支をよくするチャンス」の季節です。自閉圏の人は、「水収支」がおかしいことが多いんです。でも夏は、動くとのどが渇いて水を飲むでしょう。他の季節より水収支の改善がしやすいんです。

水収支って？

汗をかいているのに水分がとれない、水分を取ってるのに排泄がない、とかそういう状態です。水はどこに行ったんでしょう？　っていうことになるでしょう？

ああ、そうですね。普通は入れたものは身体で必要なだけ使われてあとは不要なものと一緒に体外に出ますよね。出ないと水だけではなく、排泄されるべきものが排泄されなくて健康に悪そう。

ていうか、そもそも自閉圏の人の中には、不思議なほど水分を取らない人もいますよ。

まあもちろん、夏は他の季節よりは取ると思いますが。

そうなんです。水分を取らないのにトイレによく行く人も多いです。私は腎臓の発達の遅れだとみています。うつぶせになってもらうとこういう風にでっちりになったりします。

　こういう人は座るとこういう感じになります。

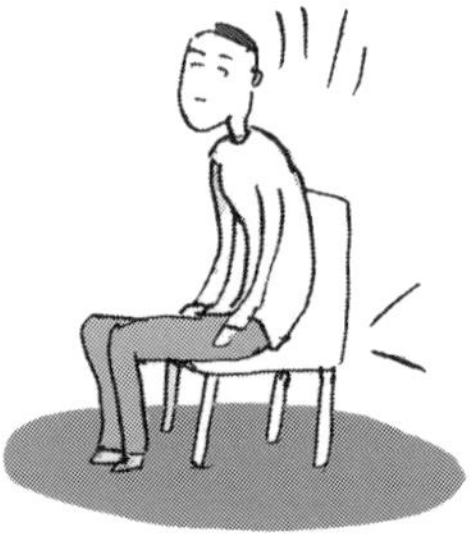

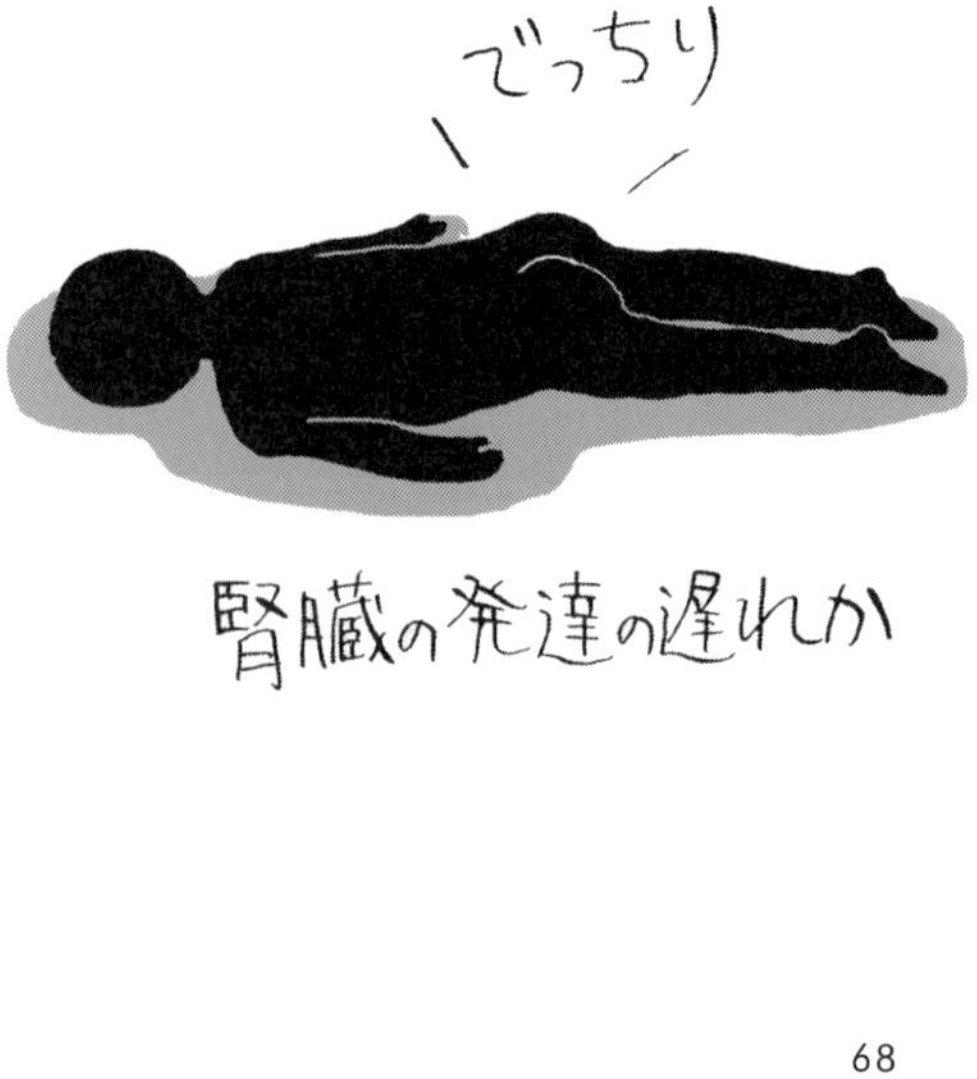

こういう姿勢を見ると、「腰が育っていないんだな」と私は見ています。そしてこういう人たちは、お小水関連のトラブルが多いです。おそらくトイレに行っても「出しきれていない」感覚を持っていると思います。

だとしたら何度も行ってしまうかも。

よく飲んでよくトイレに行くのは正常なんです。

「水収支」が合っているわけですね。

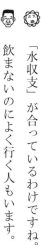

飲まないのによく行く人もいます。とくに冬によく見られます。その場合、実は身体が乾いている状態なんですよね。それは、冬の課題のところでご説明しましょう。

まあともかく、夏は汗をかく季節です。汗をかければ水が飲みたくなります。汗をかくのが不得意な人でも汗をかける身体を作るのに絶好の機会なんです。水収支を改善しやすいんです。そのコツは、こまめによく身体を動かすこと、とくに下半身を動く遊びをいっぱいすることです。排泄をよくするコツは、下半身をよく動かすことにあるので、夏は「下半身の季節」なんです。

たとえば下半身をよく動かすために、どんな遊びありますか?

座った状態で足裏にボールを挟んで転がしたり投げたりして、脚・足でキャッチボールのようにしてもいいですね。立った状態の遊びより脚・足がよく使えるので。また、仰向けになって両手足を天井方向に上げて、両手足をいっせいに振る「ブルブル体操」もおすすめです。もちろん、水泳もおすすめです。

汗をかけるようになると

まあ考えてみれば、汗をかくのが苦手な人が夏が苦手なのは当たり前ですね。でもニキ・リンコさんや藤家寛子さんも、ずいぶん汗をかくのが上手になりました。成人になってからでも間に合いますね。

そして神田橋條治先生の所に行って受けたアドバイスによりそれまで汗がかきにくかっ

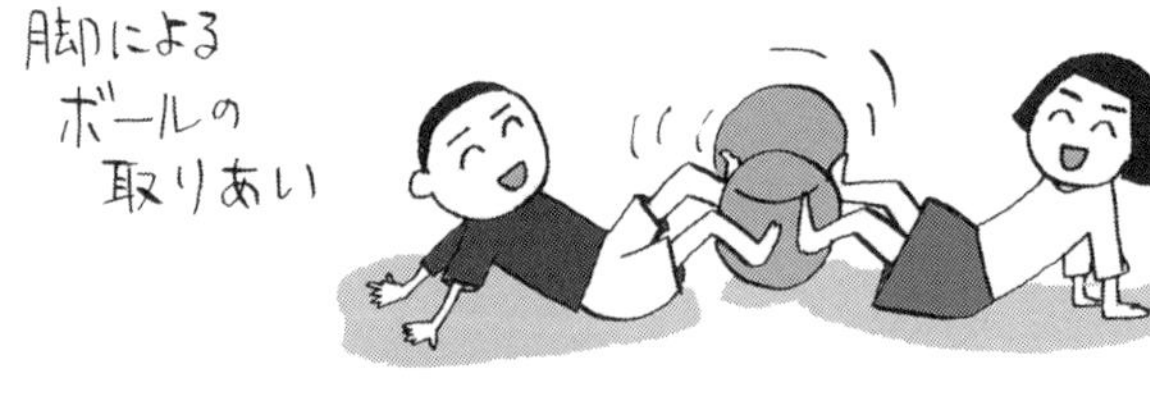
脚による
ボールの
取りあい

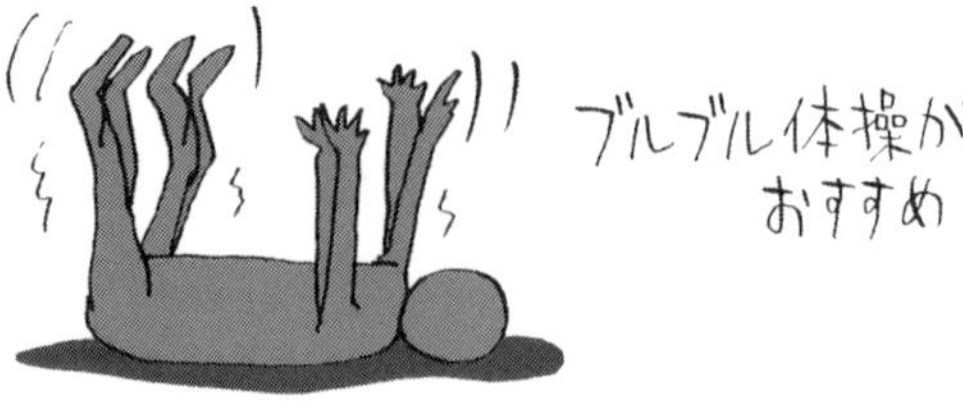
ブルブル体操が
おすすめ

たのに滝のような汗をかけるようになった人がいるんです。そうしたら今までとても弱かった夏に強くなって、外のアウトドアの作業もできるようになって、職場の選択肢も広がって、元気に働く大人になっている青年がいます。

そういう方の親御さんには、水をよく飲みますか？　そして汗がかけるようになったら水分摂取は増えましたか？　とききたいですね。私は指導の際、水分摂取のことは質問するようにしています。気をつけるべき大事なポイントだと思っています。

その方の場合、汗をかけるようになったら水分摂取量は増えたそうです。

なるほど。水収支が合う身体になったんでしょうね。

その結果活動できる場が広がって、お仕事にもつながったそうですから、よかったですね。

汗をかけるようになるといい循環が始まると思います。そのためには「水収支」という考え方を心に留めておいていただきたいと思います。

問題行動としての水遊びの原因はどこにあるか

一方で、中には中毒的に水をかぶったり水で遊ぶのが好きな人もいます。

ああ、いますね。水で遊んでしまう人も多いし。まあ場所と程度によっては問題行動と取られるかも。

私はそういう人を見るとやはり、水収支がうまくいっていないのではないかと思うのです。経口摂取が少ないか、摂取したものが身体の中で十分に活用させていないのだろうと。実は水は、皮膚からも吸収します。

汗は皮膚からの排泄ですよね。要するに、皮膚も排泄するんですよね。そして皮膚は吸収もするんですね。ただ経口摂取より効率は悪そうだから、本人が必死でやっている水分確保が「水を無駄に使った遊び」に見える可能性はありそうですね。

そうです。だから水をかぶってしまう人には、腎臓の発達を促すワークをしています。そうすると改善していくと思います。

ちゃんと経口摂取で身体に必要な水分が確保できるようになると、余分な水かぶりは止まる、ということですね。

前著『自閉っ子の心身をラクにしよう！』で栗本さんは、発達の遅れがある人には関節の発達の遅れもあって、それが睡眠・排泄、ひいては情緒に及ぼす影響を指摘され、その改善策を提示されていましたが、問題行動への対応には行動療法的な対処だけではなく、その人の身体のコンディションを考慮に入れるのが近道ですね。

不要なものはきちんと外に出す身体を作る

でも考えてみれば、夏は夏休みがあるし、外で遊ぶのに（暑さに極端に弱くなければ）いい季節ですよね。思い切り遊んで汗かいてことんと眠って、って、それが子どもらしい夏の過ごし方でしょう。子どもって本来そういう生き物ですよね。

はい。元々の季節の流れに沿った生活をしていれば、四季は順調に経過できるんです。ただ、今は冷房も普及しています。冷房があるからこそ助かっている暑さに弱い人も発達凸凹の人の中には多いので一概に冷房の使用を否定はしませんが、冷房の中にばかりいると排泄と水収支のよい身体を作ることにブレーキがかかるのは確かです。

使い分ければいいですね。熱中症には気をつけて、でも足を動かして遊ぶ機会を増やせばいいですね。というか子どもはそういう遊び、大好きですよね。ただ自閉っ子がそれほど好きじゃないとしたら、汗をかくのが得意じゃなくて体温調節に苦労するからですね。だからふだんから身体を弛める習慣を身につけたり、梅雨のうちから『自閉っ子の心身をラクにしよう！』に載っている「汗をきちんとかけるためのワーク」に取り組んで少しは今までより汗がかけるようになったら、夏は思い切り動いて思い切り遊ぶ。そうしたらより健康になりますね。これもまた芋づる式。

そうですね。

そして汗をかけるということは、体温調節ができるということだけではなく、身体の中で不要になったものを外に出せるということですね。最近の発達障害に関する知見では、体内に入った化学物質などが発達障害の発生原因に挙げられていますから、汗をかける身体になることはかなり重要なのかもしれません。

　では夏の課題をまとめてみましょう。

夏編 まとめ

・夏になる前に、汗をかきやすい身体にしておくとラク。
(『自閉っ子の心身をラクにしよう!』を参照のこと)
・夏は排泄を促す絶好の季節。「水収支」を改善しよう!
・そのためには足を動かした活動をたくさんやろう!
・汗をかいた後は、よく拭うこと。

かいた汗を風に当てて冷やしてしまうと下痢をしたり、筋肉や関節に痛みが出ることもあります。特に後ろからの風には注意しましょう。

そうなのですか! それはいいことを聞きました。
では、良い夏を過ごして、秋に行きましょう!

秋

◎「頑張ることを覚える」のに絶好の季節

実りの秋を迎えるために夏の疲れを取る

さて、夏に汗をいっぱいかいて秋になります。秋はいろいろできることが多い季節です。

実りの秋だし、読書の秋だし。

そうです。秋は集中力を養うのに絶好の季節なんです。頑張る力のもととなる「頑張る身体」を作るのに絶好の季節なんです。

それは素晴らしい。秋をぜひ、活用したいですね。

ただ、気をつけておかなければならないことがあります。それは、夏は活動するだ

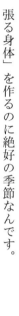

けにどうしてもくたびれるし、そのくたびれを取っておかなければならないということです。

ふむふむ。

夏はくたびれるでしょ？　というと否定する人もいます。くたびれていませんよ、と。でも秋になったとたんに風邪を引いたりせきや鼻水が出る人がいるでしょ。のどがらしたり。

あ、私、特定の季節にせきが出ますよ！　毎年同じ時期に病院行って薬もらっています。秋の終わりだな。

せきは目の使い過ぎや腎臓のくたびれから来ることもあるんですよ。とくに湿ったせき、鼻水の絡んだせきは腎臓のくたびれから来ています。

そうだったんだ！

初秋に入ると日中と比べ朝晩の温度が下がり、寝ている間、足を布団から出したり、布団の中で汗をかくことがあります。そうやって身体を冷やすと鼻水が出てきます。その鼻水は冷えて硬くなった身体を弛めるために出ているんです。湿ったせきが出ることもあります。

秋は気温差に対応することが大事な季節です。そして夏の間体内の水収支を合わせるためにフル活動した腎臓のくたびれを取ることが大切な季節なんです。

なるほど！　たしかに夏は他の季節よりうんと腎臓使いそうですよね。私は人一倍飲んで人一倍汗かくからなあ。腎臓を酷使している自覚がありますよ。だから秋になるとせきが出るんだ。腎臓がくたびれてるんですね。

はい。初秋は腎臓のお手入れの最適な時期なので、後ほど紹介するコンディショニング法を行うといいと思います。

やってみます！

腎臓のくたびれと精神状態の関係

腎臓のくたびれは姿勢にも出ます。腰が曲がった感じになります。そうすると呼吸にも影響があります。呼吸が入らなくなります。そして人間、呼吸が十分に入らなくなると、気持ちが不安になってきたりします。

たしかに呼吸が入らないと「はっはっはっはっ」っていう感じになって、そして気持ちも焦ってきますよね。

そうなると足の裏にも影響が出てきます。自閉症の子にはよくつま先立ちが見られます。

これね。

この姿勢になってしまう原因としては、たしかに関節の問題も過敏性の問題もあるでしょうが、そもそも足の裏や土踏まず付近を痛がる子が多いんです。足の裏は腎臓とつながっています。かかとが硬くなっていたりふにゃふにゃしていたりすると、腎臓がくたびれている可能性を想定しますね。

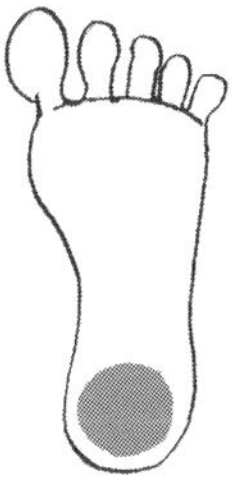

そうすると足が筋張っていて歩けないんですよ。家から出られない人、学校や仕事に行けない人の足の裏を見ると、薄べらい靴底のようになっていることがあって、歩くと痛いだろうな、と思うことが多いのです。それでは出歩けませんよね。そうすると身体はますます強張っていくし、よけい動かなくなります。

ずっと前、結構有名な病院で、足裏マッサージで不登校の子を学校に行かせるようにできる先生がいると聞いたことがあります。でもありうるんだ、それって。

そもそも発達凸凹の人は「腎臓の発達の遅れ」を抱えていることもあるんです。くたびれる以前に。そしてこういう人は、歩くと痛いようです。

歩くと痛いのか。じゃあ学校は行きたくないな。

僕が知っている子は土踏まずが痛いというのです。だから足袋ソックスを勧めました。土踏まずが痛いのは取れました。「ぼしきゅう」が育つからです。その育て方も後でやりましょう。

はい。

夏のくたびれを取るワーク

まあとにかく良い秋を迎えるには、まずは夏のくたびれを取るワークをするといいですよ。0円でできますよ。

0円は魅力的ですね。教えてください。

はい。では始める前にまず、足踏みとか蹲踞とか礼とかしてみてください。

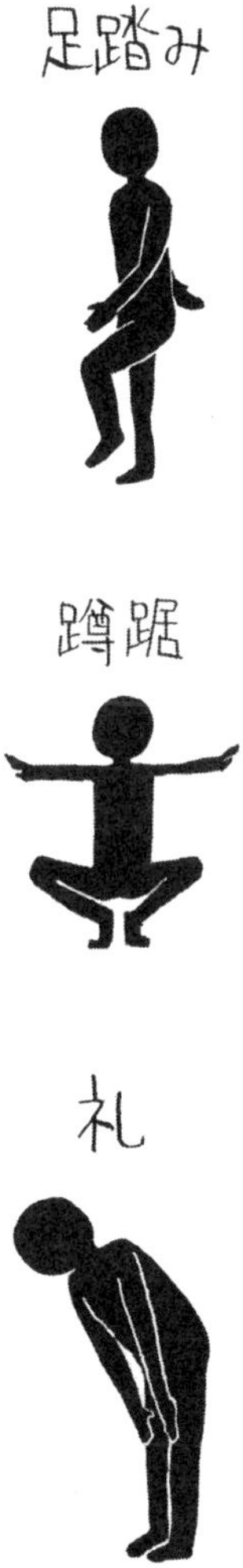

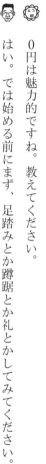

これ自体はワークではありません。ワークやったあとと比較するためにやっておきます。

そしてワークに入ります。これは二人でやるワークです。

一人がおなかを下にして寝ます。
もう一人は椅子に座ります。
足の裏を合わせます。

相手の足裏と自分の足裏をぴたっと合わせます。

大事なのは相手の足の裏を感じることです。
あたたかさ、かたさ、ねじれ。

ゆったりと落ち着きましょう。

そして
相手の足裏を自分の足裏で感じていきましょう。

相手の呼吸が深くなったら効果があったということです。

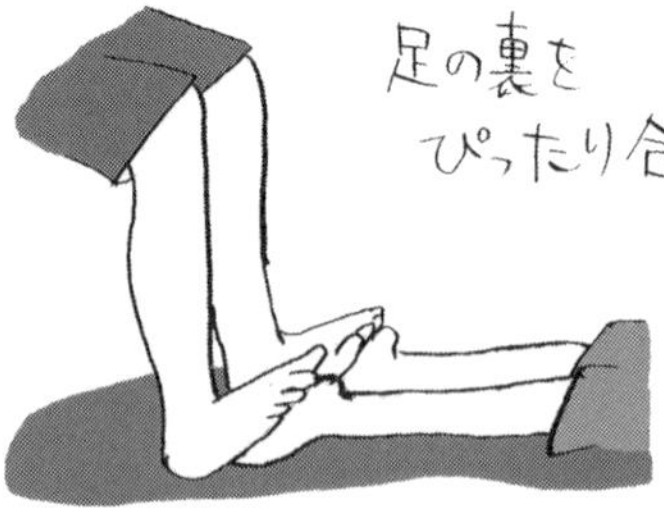
足の裏を
ぴったり合わせる
はだしでなくてもよい

ゆったりとした気持ちで行いましょう。
緊張が強いとお互いの息が詰まってしまいます。
足の裏を合わせるって、実はとても気持ちいいことなんですよ。

トイレに行きたくなる人もいるかもしれません。

これ、ご家庭でカンタンにできるワークですけど、お子さんにやるには声かけが必要ですかね？　足の裏踏ませてね、とか。でも踏むんじゃないんですよね、合わせるんですよね。

はい。それとこの本のイラストを見せる方法もありますね。「この真似してみようよ」とか。そうやって本を活用される親御さんもいらっしゃるようですね。とにかく、お子さんのわかりやすい方法でいいでしょう。お子さんの場合にはイメージをつけてあげるといいですよ。

このワークを続けていくと、足の裏が変化していきます。あったかくなってきたり。続けるうちに情報量が増えます。触れたとき受ける情報量が増えるんです。あったかいな〜とかかたいな〜とか。ここだけかたいな〜とか、今日は左がはれぼったいな疲れているのかな〜とか。そうやって注意が集まると変化が起きてきます。

これをやっているうちに腎臓が動き出して、トイレに行きたくなる人もいるかもしれません。その場合は行くといいです。そして終わったあとに、さっきのように足踏みしたり蹲踞したり礼したりをやってみましょう。足が軽くなっているのに気づくと思います。

なるほど。カンタンですね。

一人でできる「夏のくたびれ」を取るワーク

今のワークの意味をここでまとめてみましょう。

要するに、夏は体温調節や汗をかくために水をたくさん飲む季節だから、腎臓が疲れるということですね。

そうです。そして腎臓がくたびれている頃に学校が始まります。登校渋りの一因となっているかもしれません。

そこでくたびれをとる。そのための足裏合わせ。今やってもらって、なんか全身ラクになった気がするなあ。

主に足が、腰の下がラクになっていると思います。全身と感じる人もいるでしょうけど。

これってでも、二人いないとできないでしょ。一人でできるワークはありますか？

ありますよ。

あぐらの姿勢で座ります。

そしてかかとに触れてみて、

どちらのかかとが硬いか、冷たいかを探ってみます。

そして気になる側のかかとを、
手で包み込むようにして、深呼吸してください。
息を吸い込む⟷吐いていく、
それを繰り返してみて下さい。
身体が温かくなってきたり、
ぽわ～んとした感じがでてくるまで行うといいでしょう。

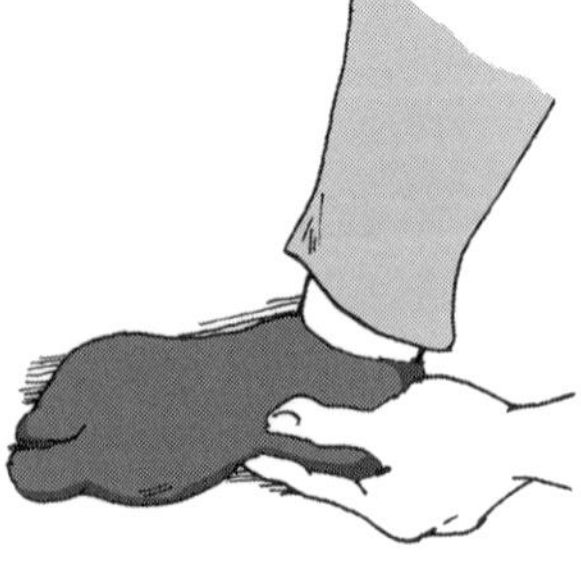

それにお子さんが寝ている間、親御さんが足の裏を合わせてあげてもいいんですよ。
お子さんが寝ている最中に合わせても効果があるんです。

くたびれを取って、頑張れる身体を作る

季節を上手に送るには、とにかく前の季節のくたびれを持ち越さないことが大事なんです。でも持ち越してしまうんですよね。だから病気になってしまうんです。でも夏のくたびれを取って秋に向かえば、読書の秋、スポーツの秋、頑張れる身体を作りやすい季節になります。

夏の間身体の中は濾過に忙しくてフル活動しているはずです。だからその疲れを取ってあげなくてはいけない。でも直接腎臓をいたわるのは難しいでしょう。

まあ直接腎臓に触れるのは難しいですけどね。

そういう場合は捻る動きをすればいいですよ。発達凸凹の方はわりと捻るのが不得意な人が多いんですけど、お小水・汗の排出がすっきりとはよくないんですよね。こんな運動がいいです。ラジオ体操しているよりこれがいいですね。

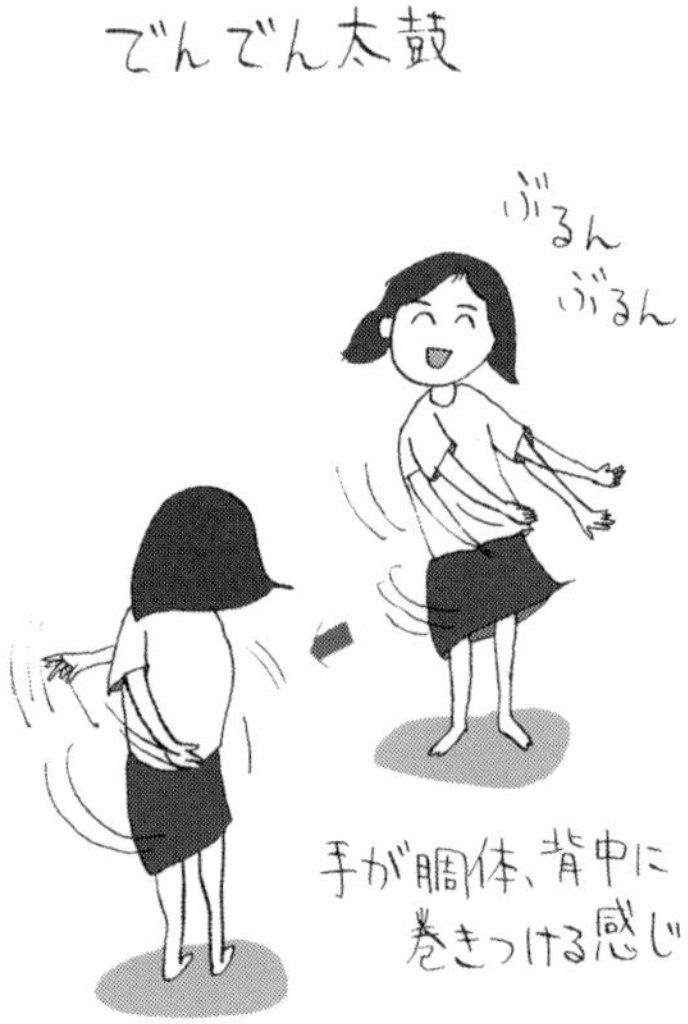
でんでん太鼓
ぶるん
ぶるん
手が胴体、背中に
巻きつける感じ

おお、またラジオ体操を引き合いに出されていますが、栗本さんはラジオ体操に別に敵意があるわけじゃないですよね。ただ有名だからみんなが安易に飛びつくけど、実はコンディションよくするためならもっと効率いいやり方があるよっていうだけ。しかもあんまり身体に負荷をかけずに。

そうですそうです。

テレビ体操、私は偶然放送を見ると一緒にやってますけど、あれって座ってやるバージョンもありますね、身体がしんどい人たちのために。

コンディショニングや体操指導でも、施設などのワークでは座ったままでやるワークもたくさん取り入れます。だって立っているのだけでもしんどい人たちでしょ。

その特性をワークを組み立てる考慮に入れなきゃ、っていうことですね。だから「鍛える」のではなく「コンディションを整える」なんですよね。

この「でんでん太鼓」にしても、浅見さんはしっかりと立ててるからちゃんとでんでん太鼓になりますが、自閉のお子さんはこういう風に飛んでいったりします。

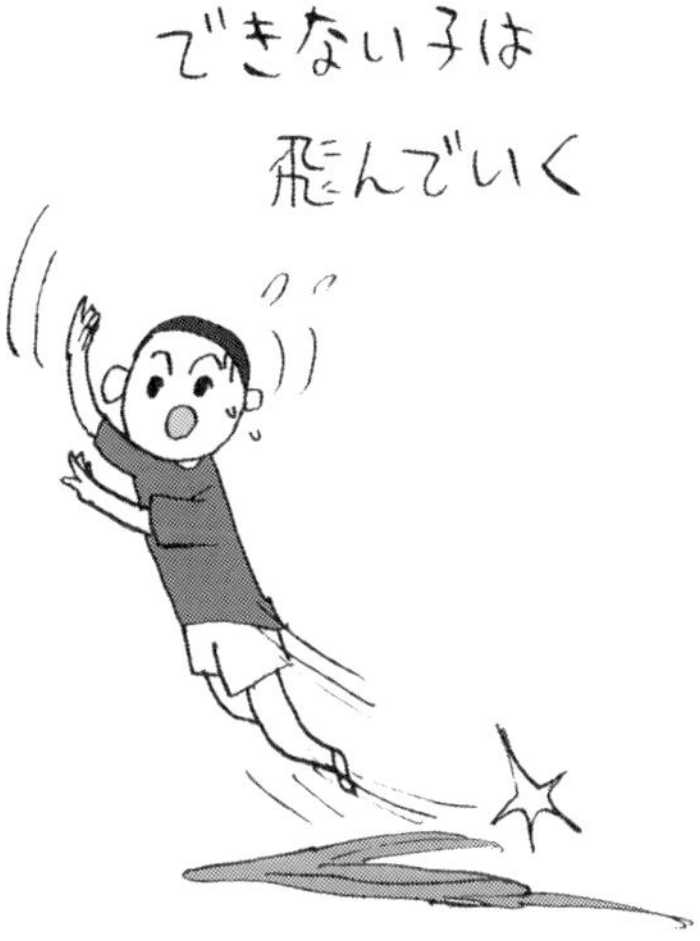

そうか。しっかり立てていないと腕にむしろ振り回されてしまうんだ。

腰が使えない人にもできるワーク

だから、色々な人にできる運動を考えておくのも大事なんです。たとえば腰で捻れない人には、横腹つまみという方法も用意してあります。

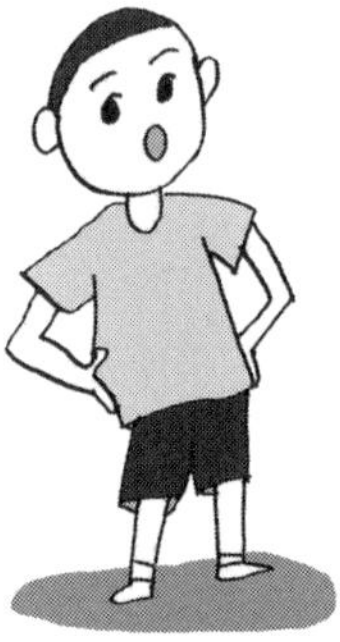

これで弛みます。そうすると腰も捻りやすくなります。血行の調整や排泄の促進につながります。

なるほど。それはカンタン。それに0円。

秋は腰を育てる季節

でも根本的に腰を育てることもできるのでしょう？　とくにお子さんの場合。

はい、そうです。一年中できることはありますが、先ほども言ったように秋はそのチャンスです。腰を育てやすい時期です。

何かカンタンにできるワークはありますか？

これなんかいいですね。綱引きです。最初は座ってやると、腰に集中しやすいかもしれません。

握る時は小指を意識して行うと腰がより使えるようになってくると思います。大人が相

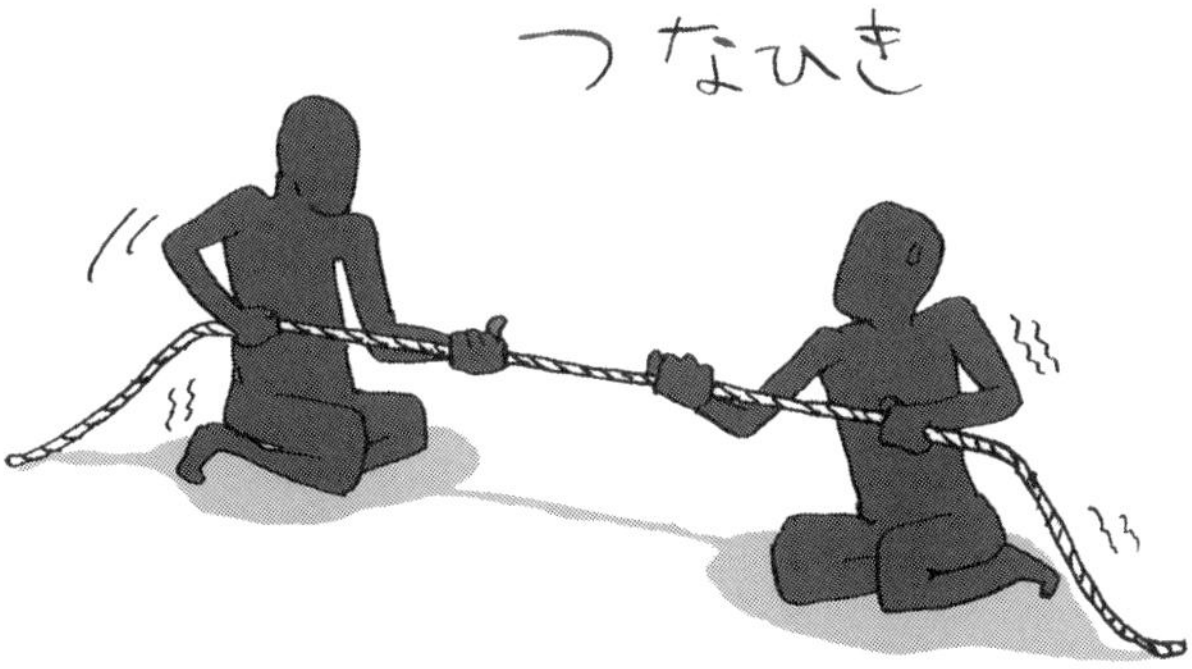

手になってあげるといいですね。

力の入れ方を調整してあげられるから。

はい。

これだと、腰に力を入れるってどういうことか身体でわかりやすいなあ。そして「頑張る」って結局「必要なときに必要な場所に力を入れる」ことなんですよね。この場合だと綱を引っ張るためには、身体の力を入れるべきところに然るべきタイミングで力を入れないと相手を動かせない。

そういうことを身体が知らない子に、「頑張れ、頑張れ」って言ってもかわいそうでしょう。頑張れないと親御さんが悩んでいるお子さんの身体をみると、そもそも頑張る準備ができていないんです。

それは教えてあげないといけないですね。

左右持ち方を変えてみて、どちらにも腰を捻ってみると、やりやすい方やりづらい方があるのがわかると思います。そうしたらまた工夫してみるとか。

自分の得意な方がどっちか理解しておいて、本当に重いもの動かすときにはそっちを使うとか。

踏ん張れない、捻れない身体は頑張れません。つまり、腰が使えない身体では、頑張るというのは難しいのです。いくら頑張れと言われても。

えーっと、腰が使える、ということをもう一度確認しておきたいんですが、腰が捻れていると腰が使えている、と考えていいんでしょうか。

そうです。腰と上半身、下半身がつながってくるでしょ。

腰と頑張る力

つまり腰が使えると、排泄もうまくいく、頑張る力もできてくる。でも腰が育っていない人が凸凹キッズの中にはよくみられるということですね。

大人もです。大人もこういうワークはやるといいと思いますよ。本当の力の使い方がわかると思います。どことどこがつながっ

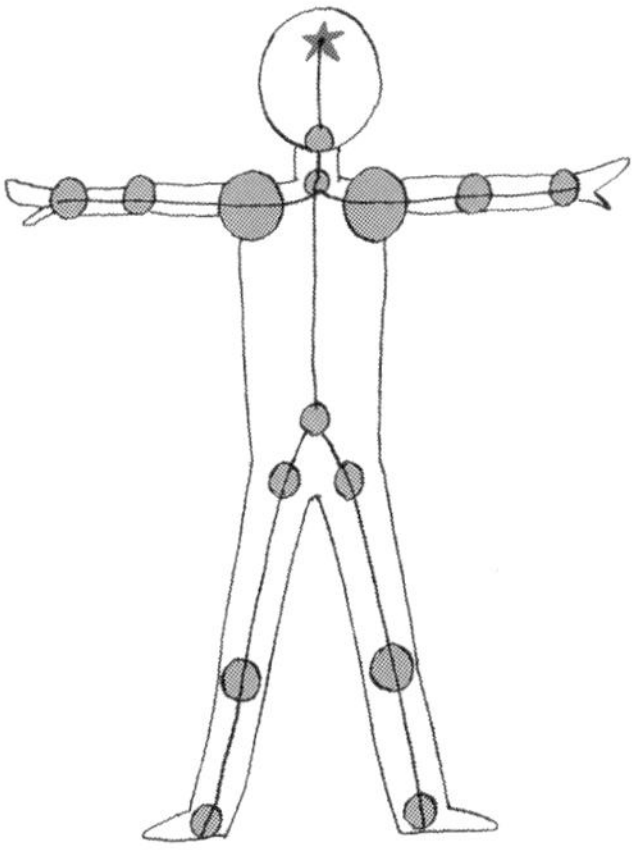

ているかわかるので。前著でも言ったように、人間の身体はここがつながっているとラクなんです（→93ページ）。

あと、つながりを見れば一目瞭然ですが、ぼしきゅうがしっかりしていれば腰は育ちやすいです。

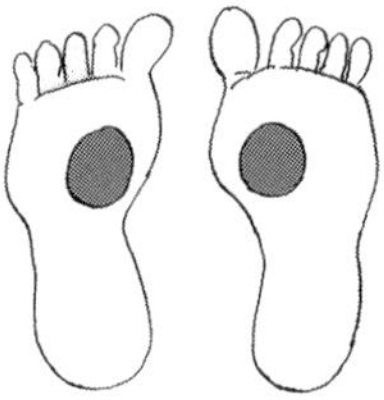

そりゃそうだな。ここに力が入らないとすっきり立てないし。腰も立たないでしょう。でも私たちコンディショニング講座をやってきて、そもそもぼしきゅうが「育っていない」というか「ない」凸凹ちゃんたちをたくさんみてきましたね。じへいっこのポーズもぼしきゅうが育つと解消されるのに、ぼしきゅうが育ってない人が多い。前著では「とにかくよく触る」のも大事だと教えていただきましたが、他には何ができるでしょう？

たとえば蹲踞、とか。

蹲踞はぼしきゅうがしっかりしていないとできませんね。

使うことを意識して蹲踞してほしいです。集中して、しっかり感じて。

蹲踞に専念するんですね。

蹲踞ができない方には、こういうワークもあります。

つま先を立て、膝付きはいはいで動くのです。そうするとぼしきゅうも使えるようになってきます。

つま先を立ててはいはいをすると、つま先を立てないではいはいした時と比べ、手は小指側、腰に力が集まりやすくなります。

なるほど。たしかにそうだ。やるとわかりますね。

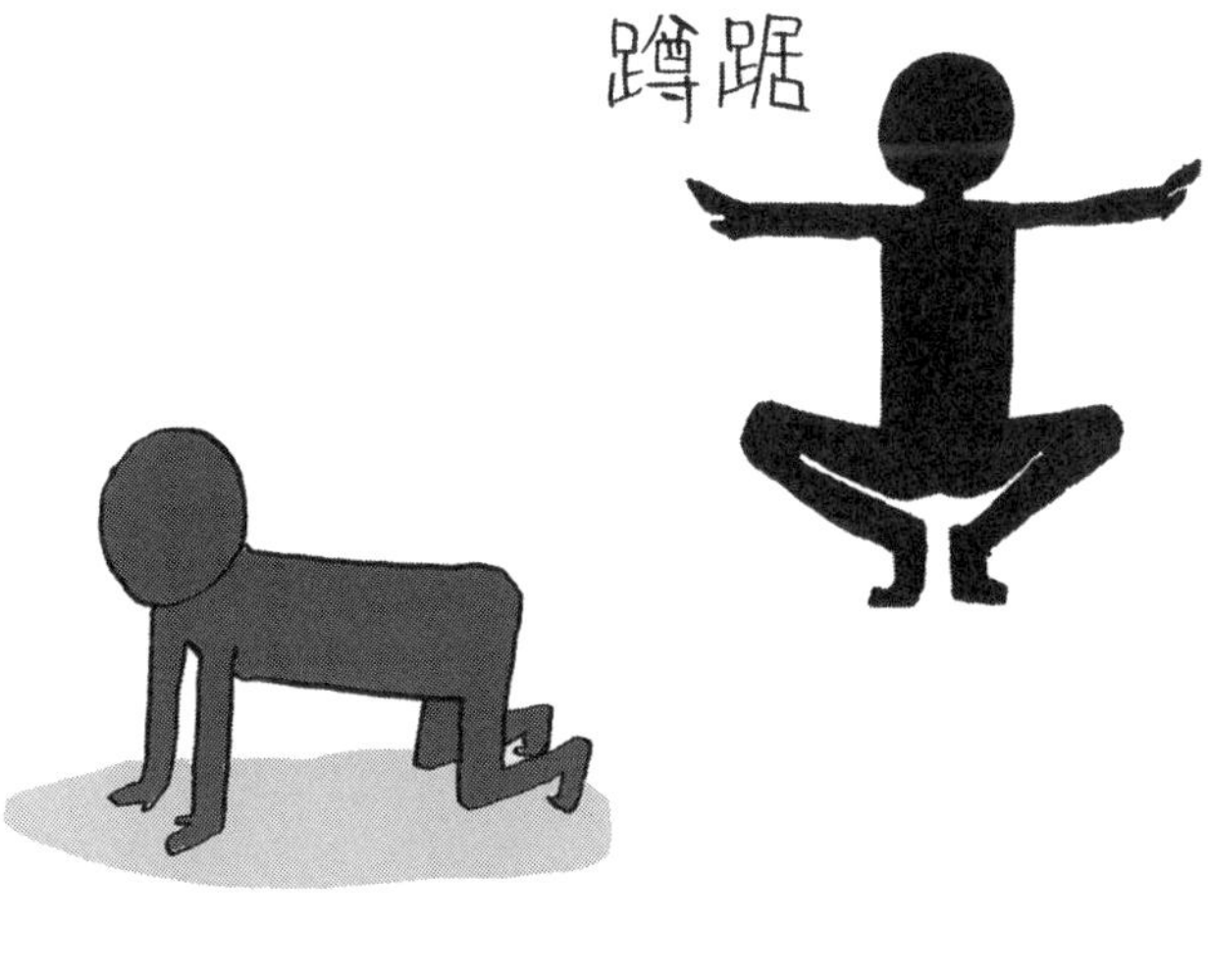

その他、こういうワークもあります。

足の四本指を押さえて、親指だけをぐーっと反らしたり回したりします。

二人で組んで、片方の人が相手の四本指を押さえて動かなくしてもいいですね。

この状態で親指を動かそうとするとぼしきゅうの感覚がハッキリしてくると思います。最初は動かなくてもいいので焦らずに取り組むといいでしょう。

なるほどこれはぼしきゅうに効きそうだ。

このワークは足の親指とぼしきゅうをつなげるんです。その他、足指じゃんけんもいいですよ。

なるほど。足でぐーとちょきとぱーにするんですよね。あれ難しいんですよね。と

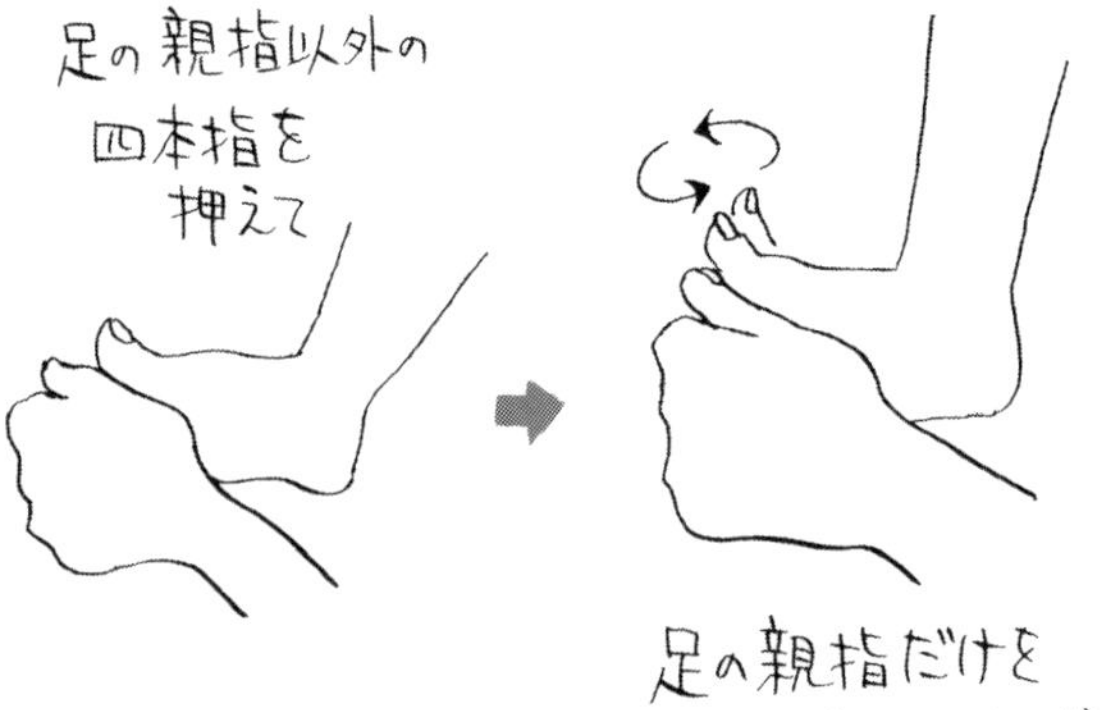
足の親指以外の
四本指を
押えて
足の親指だけを
ていねいに回す

くにちょき。

 そしてぼしきゅうが機能しているかどうかチェックするのに一番わかりやすいのは片足立ちです。片足立ちには、精神状態も関係してくるんですけどね。精神的にふらふらしていると、片足立ちはふらふらします。でも、ぼしきゅうも片足立ちには大切です。

手首、足首も首

 こういうぼしきゅうのワークをやる前とやった後で首を回してみたりするといいですよ。やりやすさが違いますから。

 首までつながってるんだ。

 指、ぼしきゅう、足首、ひざ、股関節、腰、みんなつながっています。もちろん首から脳にかけても。そこがきちんと発達してこそ、人間はゆったりと立っていられるようになるんです。

あと、手首も足首も首なんですね。手首や足首がしっかり使えている人は腰もしっかりしています。身体を引き締めて使うことが覚えられるんです。

ぼしきゅうにふれて足首のつけねに触れるのもいいですね。丁寧に触るとちゃんとぼしきゅうと足首がつながっているのがわかります。動かすと響くでしょう。しっかりこうやって動くでしょう。

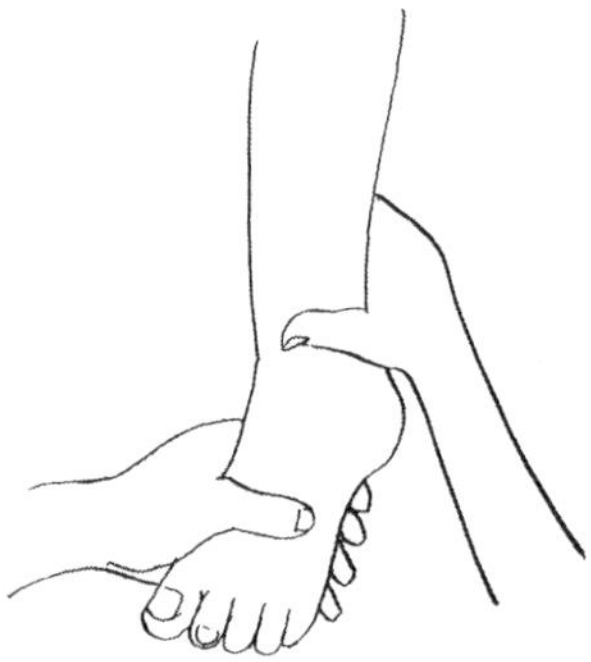

なるほど、そういうのがつながるっていうことか。

身体は、つながるとしっかりする

つながるとかなり足首がしっかり使えるんです。

こうやって部位と部位がつながると、しっかりした身体になります。頑張れる身体になります。

背骨がつながると腰が使えるようになるし、呼吸が深く入るようになります。

だから筋トレより先にコンディショニングなんですよね。

身体作り＝筋トレ、というと、身体を「つなげる」ことへの意識がおろそかになり、外の筋肉ばかり使っておかしくしていることがあります。

なるほど。どんな優れた療育を入れても、頑張れる身体ができてなかったら効果ないですもんね。まず身体をつなげることですね。

はい。身体がつながると、腰で捻ることができるようになります。腰で捻ることができるようになると

・排泄
・姿勢
・頑張り

などさまざまな点で改善されていきます。このためのワークは一年中できますが、秋は寒さに対応していく準備をするため骨盤や腰の動きが出てきやすく、骨盤や腰が動くことで身体が引き締まります。だから、集中しやすくもなるし、頑張る身体を作るチャンスなんです。

頑張る身体を作れるなんて、まさに実りの秋ですね！

では次は、冬に行きましょうか。冬は、どんな季節なのでしょう？

秋編　まとめ

- まず夏のくたびれを取る＝夏にフル活動した腎臓の疲れを取る。
- 腰を育てる＝頑張る力を育てる　のに絶好の季節。（捻れる身体を作れば、心身共に頑張れるようになる）。つまり、「実りの秋」！

冬

◎冬は「縮むチャンス」です

冬って何して遊んでいる？

さて、夏は「排泄・循環すること」を覚える季節、秋は「捻ること・頑張ること」を覚えるチャンスでした。

だから昔から、夏は外遊びして、秋は木登りとかするでしょう。そして冬には何をします？

うーん。編み物とか、そういう手先を使うことをやるかもしれませんね。

そうでしょう。冬は「縮むチャンス」なんです。

縮むチャンス？　なんですか、それ。縮むってあまりいいイメージない言葉だけど……。

でもたとえば、書字とかは身体が縮めないと難しいですよ。字ってこうやって書くでしょ。身体の方々縮んでいないと、書けないでしょ。

冬は縮むチャンス！

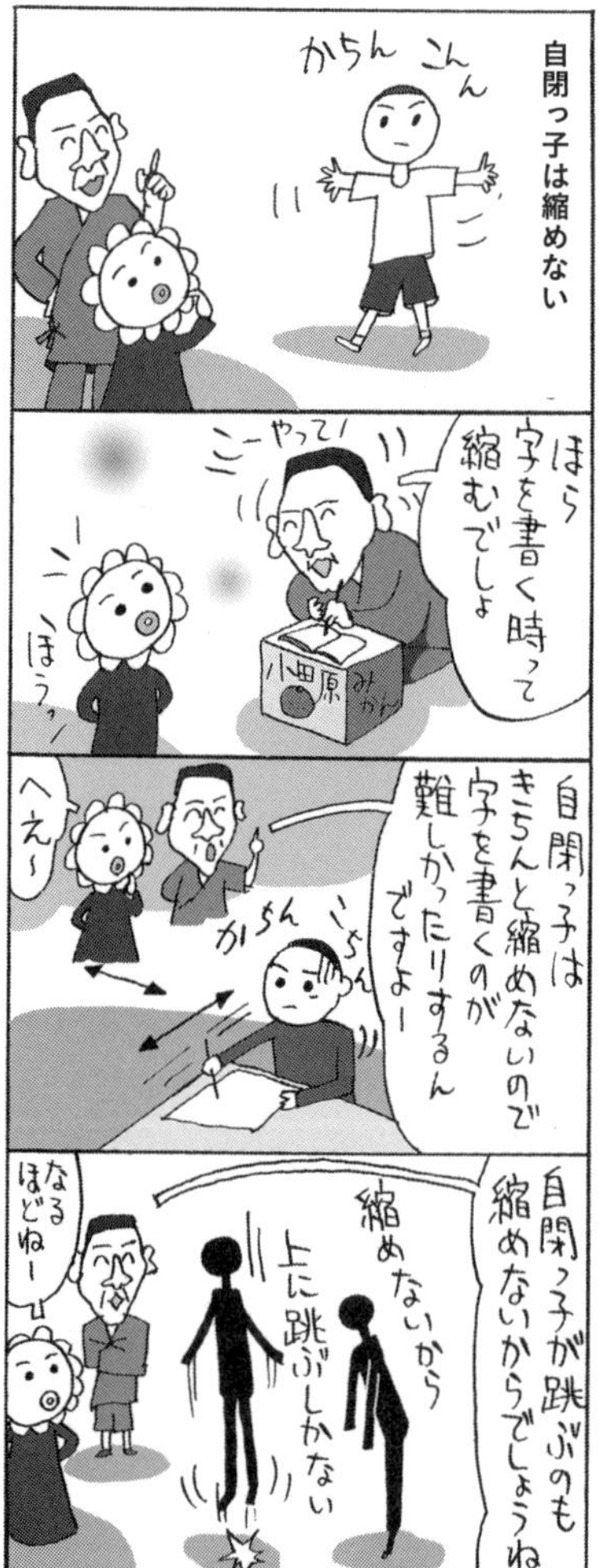
自閉っ子は縮めない
かちん こんん
ほら 字を書く時って 縮むでしょ
こーやって！
ほうっ
小田原みかん
自閉っ子は きちんと縮めないので 字を書くのが 難しかったりするんですよー
かちん こちん
へえ〜
自閉っ子が跳ぶのも 縮めないからでしょうね
縮めないから 上に跳ぶしかない
なるほどねー

きちんと縮めない身体は不便

なるほど〜。そういうことか！　人間の身体は、「きちんと縮む」ことも大事なんだ。それを覚えるチャンスが冬なんですね！

この子は字が書けるようにならない、というご相談を受けることもありますが、きちんと縮めない身体の人は、字を書くのも難しいと思います。自閉っ子は縮めない子が結構いますね。

縮めないとどうなるのですか？

一見意味もなく、上に跳んだり前に跳んだりしますよね。

ああ、ぴょんぴょんしているのは縮めないからなんだ。

それもあると思います。縮めないから、上に跳ぶしかない。あるいは、前に突進するしかない。それが常道行動や多動にとらえられている可能性はおおいにあります。

そういう子にできるカンタンなワークありますか？

こんな動きを親御さんや支援者と一緒にやると縮む練習になるかもしれませんね。

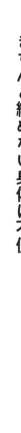

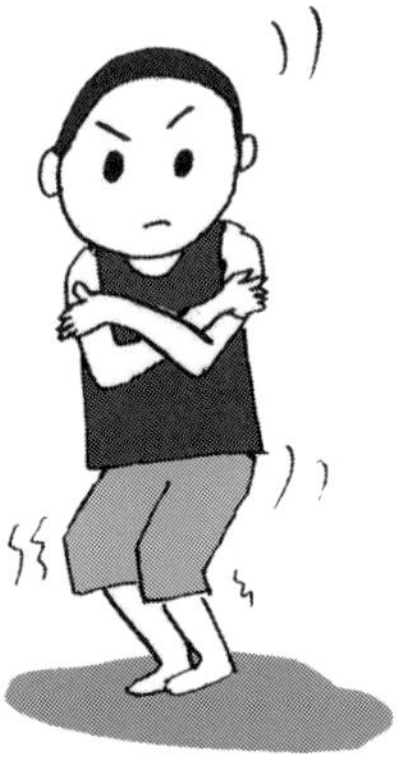

なるほど、手をばってんにしてしゃがむのですね。これは縮む練習になりますね。

冬に気持ちが焦るのを防ぐワーク

縮むといえば、先ほどから言っているように、冬は身体が引き締まっていかなければいけない時期なんですよね？

身体は引き締まることで寒さに適応します。けれども身体が引き締まりにくいと余分に寒さを感じやすいのです。

じゃあ自閉っ子みたいに、普段からかちんこちんの人はラクなんでしょうか？

夏よりはラクかもしれませんが、力が入って抜けないところがあると弛む↔縮むの動きがスムーズにいかないんです、人間の身体は。だから冬は引き締めの時期とはいっても、身体の動きを停滞させないことが必要です。

身体がスムーズに縮まないで寒さを余分に感じると、やはり動きづらくなると思います。

確かに。

そうすると気持ちは焦るんですよね。

そりゃ焦りますよね、身体動かないと。

それを防ぐためにできるワークはありますか？

身体の動きを停滞させないために、押しくら饅頭なんかいいですね。

それも昔から自然に行われていた遊びですね。やはりいにしえからの知恵というのは貴重だなあ。

はい。けれども発達凸凹の方は、押しくら饅頭ができなかったり不得意だったりするのですよ。

押しくら饅頭のできない人には、こうやって間にボールなどを挟んでの押しくら饅頭を勧めたりします（↓106ページ）。立ってできない場合は、座って行うといいでしょう。

これだと押せるんだ。背中があるのがわかりやすいかも。自閉っ子の中には自分には背中がないと思っている人もいるから、普通の押しくら饅頭だと難しいかもしれませんよね。とにかく「だるまさんがころんだ」とか「押しくら饅頭」とか、昔の子どもがやっていたような一見簡単そうに見える遊びが今ひとつ苦手な人たちですよね。

そういう場合には、背中に乗ってもらって逃げ出す遊びをするといいですね。

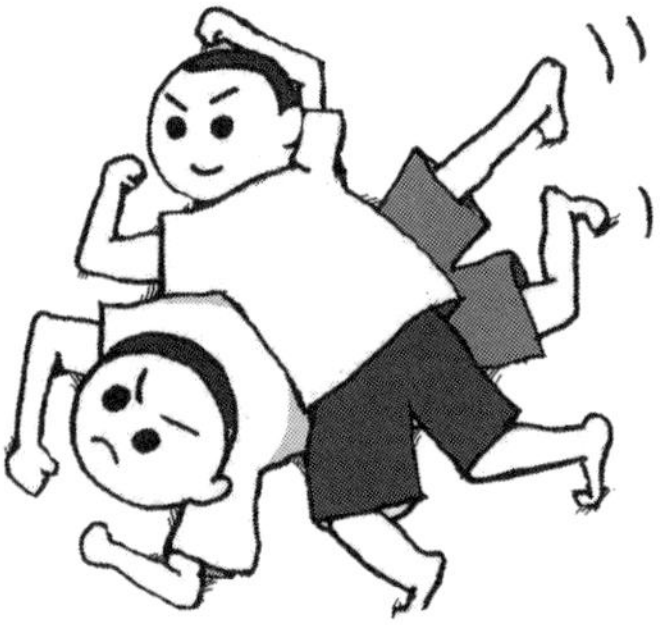

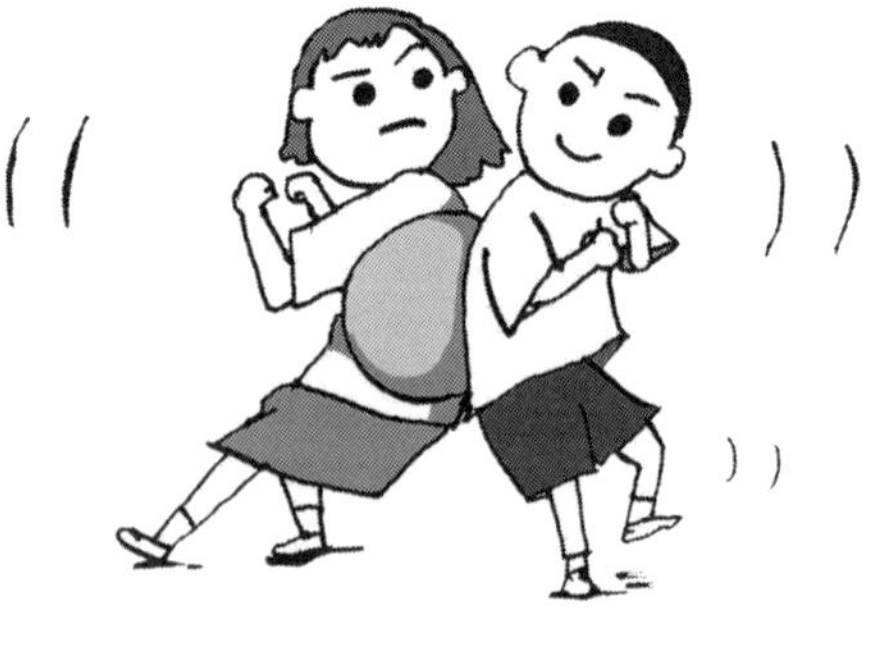

ああ、これ気持ち良さそう。圧入るし。圧が入ると、情緒って安定しますよね。こういう遊びがいいんだ、冬は。

縮むのが覚えやすい時期だから、細かい作業とかにも向いていますよ。自然と手元に集中しやすくなる時期ですので。

私、手先不器用だし、普段は手芸なんて全然興味がないのに編み物とかやったりしますもんね、冬はなんとなく。自然にそういう活動を選んでいるんだなあ。そうやって四季がつながっているんだ。

冬じゃなくてもお料理とかはしなきゃいけないから、生活していく上には、細かい作業を苦手だからと完全に避けることはできません。だからきっと冬はそういうことやって不器用なりに細かい手作業の訓練をしているんだろうなあ、自然に。

「きちんと座ること」を覚えるチャンス

そしてきちんと座っていることを覚えるにはこういう遊びもいいですね。だるま体操です。

座った姿勢で足裏を合わせて振り子のように左右に揺れたり、転がったりする体操です。左右に心地よく揺れることでリラックスできますし、息が整いやすくなります。
また、お尻・腰回りの感覚が育つので座る姿勢がラクになります。

なるほど。

冬の乾きに気をつける

あとね、冬は乾きに気をつけなければいけません。これがいい春を迎えられるかどうかにもかかってくるんですよ。

冬は乾きますよね。

冬というと寒さ対策が真っ先に思い浮

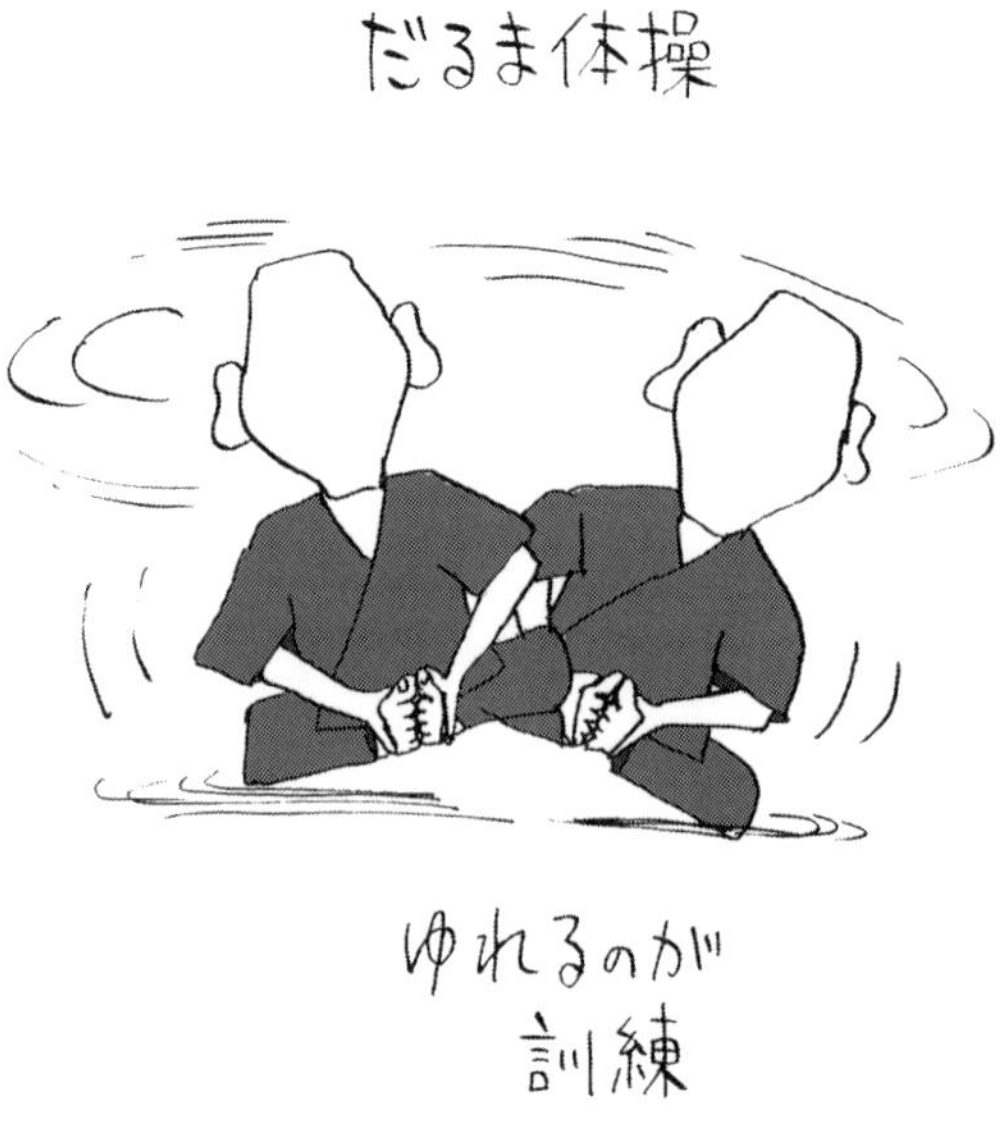

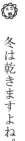

かべられて、案外乾きの問題って重視されていませんが、実は冬の乾きに気をつけることはとても大事なんです。良い春を迎えるためにもね。

冬の乾きで問題になることをあげておきましょう。

- 皮膚が乾燥し、痒くなり、落ち着かなくなる。
- 皮膚が乾燥するため、気温が下がっても引き締まれない。そのため寒さを余計に感じたり、血行に影響を与えたりする。血行への影響から、てんかんが起きることもある。
- 乾きが進むと尿が濃くなり、尿酸値が上がって頻繁に尿意を感じるようになる。さらに進むと残尿感が出てきて尿意を無意識に感じるようになる。つまり、乾いているほど頻尿になる。
- 乾くことでドライアイや咳、喘息が起きたり、風邪を引くことがある。
- 身体が乾いてくると筋肉がスムーズに働かなくなり、日常生活での動作がぎこちなくなる。

乾きはこれだけ問題を引き起こします。だから、水分摂取を心がけた方がいいんです。

確かに冬は乾いて当然だと思っているなあ。水分確保は大事だけど、でもあんまり飲みたくないですよね。夏はがぶがぶ飲むけど。

水分って、がぶがぶ飲む水の類だけではありません。食べ物の延長としての水分、たとえば味噌汁、鍋のおつゆ、スープなども含まれます。そしてこの場合、お茶やコーヒー、アルコールなどは水分には含みません。乾きを和らげる水分の摂取を忘れないでおこう、という意味です。

夏の渇きと冬の乾きは違います。夏は発汗による脱水でのどが渇き水分を取ります。それに対して冬は空気が乾いてきて身体が乾きやすくなります。のどの渇きではないので、夏に比べて体内の水分が少なくなるのに、冬にはあまり水や水分の補給はしないですね。

でも、気をつけていてほしいんです。唇周辺が乾いてきたら体内の水分が足りなくなってきているサインです。唇以外の皮膚（指先、肘、膝裏、かかと）も触れたりして気をつけておくといいと思います。

あと、身体が乾いてくると泌尿器に影響が出てきてお小水の回数が増えてきます。

なんで？　飲み過ぎるからおトイレ行きたくなるんじゃないのですか？

違います。体内の水分が少なくなると尿が濃縮され膀胱を刺激します。そのため通常より少ない量のお小水を回数多く出すようになってきます。水やスープなどの水分を摂取して身体に水が吸収されるとお小水の回数は元に戻っていきます。それと連動して皮膚の乾きが少なくなります。皮膚の動きがよくなると身体が引き締まりやすくなってきます。

そうだったのか〜。

皮膚が乾いていると動きが悪くなるでしょ。そしてそのままの状態だと身体が弛んでいくべき春が迎えづらくなるのです。

春は弛むべき時期なのか。その準備は冬に始まっているんだ。

そうなんです。だから秋から冬にかけて水分・水を確保しておくと、調子よく春を迎えられる確率が高くなるんです。

　そのためには秋から初冬にかけてはスープ類なんかをこまめに取るといいですよ。

お味噌汁でもいいんでしょ？

もちろん。

やっぱり朝食の時お味噌汁のむ日本人の習慣って、意味がありますね。日本食って、とくに日本の家庭料理って、よその国の料理に比べて汁物が多いと思うんです。だから洋食を採り入れるときにも、汁物をわざわざ作ったっていう感じがします。実は本場に近いコース料理って、あまりスープとか重視されていない。でも日本で洋食系のコース料理を展開すると、わりとスープが必ずついてくる。なんとなく日本人は汁物がほしいんですよ。これは夏が暑くて冬が寒いきっぱりとした四季がある風土が身体に要求しているんじゃないかな、と前から思っていたんです。

スープ類には塩気が入っていて身体に水が染み込みやすいためだからだと思います。

秋から初冬にかけてはスープ、味噌汁などの水分が体に合っていると思いますし、自然と食卓に並べられていると思います。

鍋物の季節でもあるし。

ただし、暖房を本格的に使う時期になってくると、身体の乾きがすすみます。そうなってくると水の方が吸収しやすくなります。

元気な子どもたちや大人は自然と水を飲んでいますね。

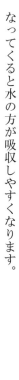

なるほど。

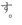

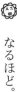

冬編 まとめ

まとめてみましょう。

・冬は縮むチャンスの季節。
・実は人間、身体を縮めないとやりにくい動きがたくさんある。たとえば書字や細かい作業。自閉っ子はこれが苦手なので冬をよく活用しよう。
・冬は乾きに気をつけないといけない。乾くと皮膚の動きが悪くなり、お小水が近くなる。そして身体が充分に引き締まらなくなる。乾きに気をつけるには、皮膚（唇等）を見よう。
・冬の乾きに気をつけなければいけないのは、いい春を迎えるため。

春

◎「弛めた」成果を堪能する季節

なぜ春は不調が起きやすいのか？

では、春に行きましょうか。春は苦手とする方が多いですね。一般の人たちでも崩れやすいし、最近は花粉症なんかもありますし。なのに、この時期は新学期等、身の回りの変化の時期でもあるから、自閉っ子は二重につらいんですよね。

でもこれまで、夏↓秋↓冬　と上手に過ごす過ごし方を習ってきてわかったのは、その季節季節ごとに課題をやり遂げると季節の移行はスムーズにできるっていうことですね。そしてある意味、春は大団円かも。通信簿っていう言い方もできるかな。とにかくこれまでの季節をうまく経過できたかどうかの結果が出るのが春、みたいに思えます。

そうですね。

自閉っ子の身体のつらさに気づき始めたときから、「どうにかして四季を通して元気になってもらいたい」っていうのが私の夢だったから、春は乗り切ってもらいたいんですよね。でも今まで習ったことでわかったのは、春はとにかくスムーズに弛めていく時期だっていうことですね。

春は「木の芽時」とかいって、崩れる人が多いでしょう。でも振り返ってみると、冬はわりとパニックとか起こさない人が多いでしょう。

そういえばそうだ。

動きの幅が狭くなる時期ですからね。だから問題も起こさないけど、春になって身体が硬くなっているところがあるとスムーズに弛まず心身に不調が起きるんです。

それで春先に色々な意味で崩れるんだ。

春は冬に引き締まりきった身体が弛んでいく時期です。でも身体のところどころに動きにくいところがあると、スムーズに弛んでいきません。それで心身の状態が不安定になりやすくなるのです。

体感を育てよう

春になるまで、どれだけ身体を弛める状態を確保できたかが勝負みたいな感じですね。だから金魚体操とかに効果があるわけですね。他に弛める方法ってありますか？

おうちで手軽にできるものと言えばやはり温タオルですね。

お風呂に入る温度より少し熱めのお湯で絞ったタオルを当てるんですよね。どこに？

目が疲れて身体が強ばる人は目に当てればいいですし

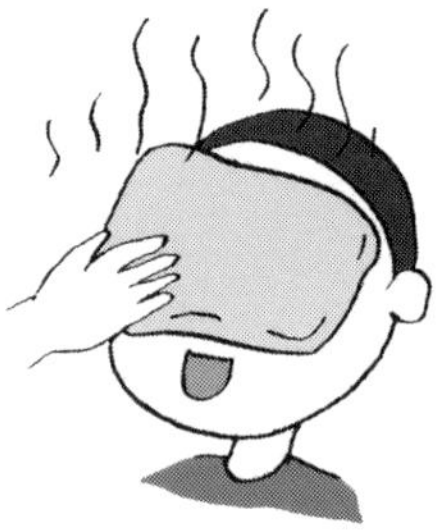

肘に当てるといい人もいます。肘は脳とつながっているので、頭が忙しい神経系統のくたびれで強ばっている人は肘をあたためると弛みます。

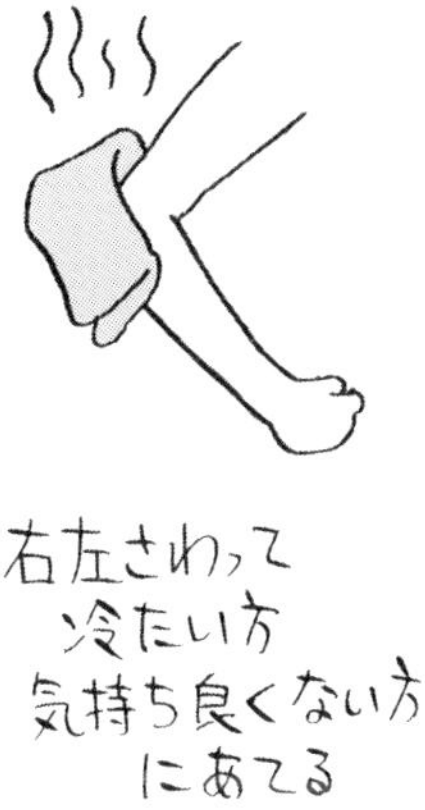
右左さわって
冷たい方
気持ち良くない方
にあてる

左右の肘に触れてみて、冷たい方、気持ちよくない方に当てるといいですね。

部分を温めているだけに見えるけど、全体を弛ませる効果があるわけですね。

私たちは歯やお腹が痛いとき、なぜか無意識に手を当てていることがあります。実は、触れることで痛くなっているところを弛めているんです。

ああなるほど。

温タオルを行ってみると、その感じがわかりにくい人にも「部分の働きかけから全身が弛んでいく感じ」がつかめてくると思います。

なるほど。ただ温タオルの弱点は、すぐに冷たくなってしまうところだと思うんですけど。

そういうのに気づいて、また新しくタオルをお湯につけて絞ったり、そういう営みが大事なんです。そういう繰り返しが心身をていねいに使うという感覚を育てるんです。

自分の体感に対する感覚ですね。たしかにそれが育つと自分に合ったコンディショニングを見つけたり作り上げたりするのが上手になるかも。なるほど～。

花粉症対策一案

あとね、発達凸凹の方はなんとなく、アレルギーとかアトピーとかそういうのも背負っていることが多いと感じてきましたが、栗本さんの説明を聞いていると自然なことなんだなと思います。それも排泄の不具合なのかな、とか。

充分消化しきれていないものが皮膚や粘膜を通して出ている、というのはあると思います。

アレルギー関係で春先といえば花粉症なんですが、ただでさえメンタル面でつらい時期に、花粉症まで背負っているとかわいそうですよね。なんか手が打てることがあったら教えてください。

先ほどイラストを担当してくださっている小暮画伯と浅見さんがこんな体操をしていたでしょ。

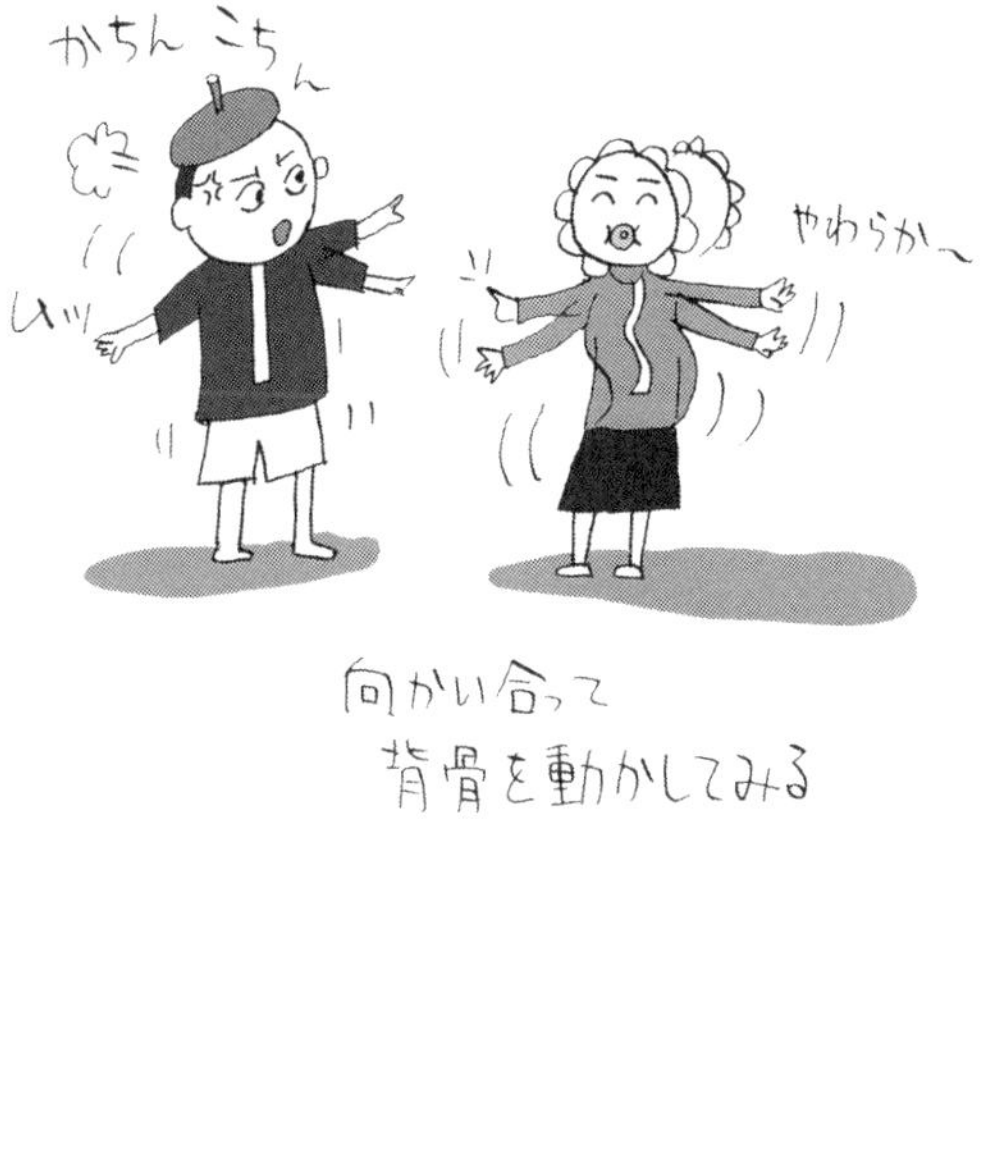
かちん こちん
ふんッ
やわらか～
向かい合って
背骨を動かしてみる

はいはい。

これを見ると小暮画伯には花粉症があるのがわかるんです。肩甲骨が弛んでいないんですよ。実は、肩甲骨が弛んでいない人もわりと多いんです。

小暮 （突然登場） ほー。

そこで、肩甲骨を弛める運動をご紹介しましょう。ワニの体操です。背骨を左右に軽く揺らし四肢に揺れを伝えます。肘や腕に力が入らないよう手の位置を調整します。

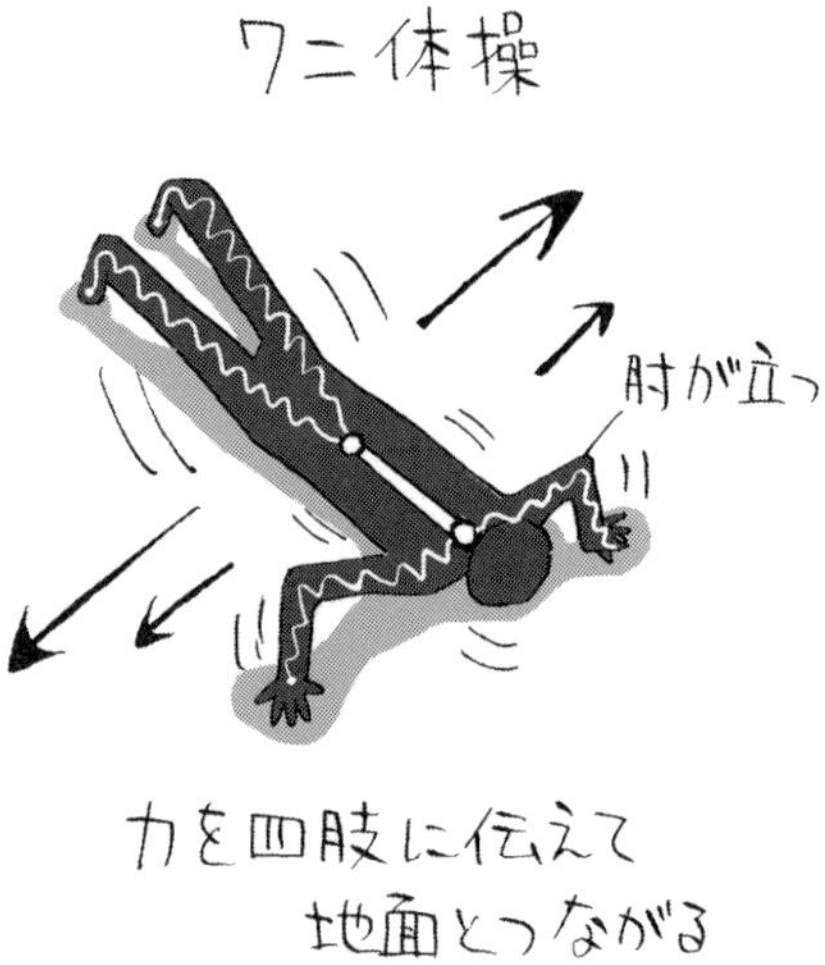
ワニ体操
肘が立つ
力を四肢に伝えて
地面とつながる

気持ちいいな、これ。肩甲骨を弛めるとどういういいことがあるのですか？

立てた腕になるべく力が入らないように行えると肩甲骨周辺が弛み、目がラクになります。腕もスムーズに使えるようになります。

これで花粉症なくなりますか？

ラクになる可能性はあります。

どれくらいやればいいんですか？

短くていいんです、一日十秒くらいかな。

一日十秒ならやってみれば？　もしかしたら花粉症が軽くなったり治ったりしたらもうけものだし、それ以外にもいいことあるみたいだし。私事ですが、私は神田橋先生に「骨で動く」ことを習って、骨を意識する体操を教えていただきました。今も毎日少しずつやっているんだけど、それ以来とても身体の使い方がラクになったんです。このワニの体操はそれに似ているし。

やってみます！

骨で動く

足の指を立てるように気をつけてくださいね。指を立てることでぼしきゅうとの繋がりができてきます。

私が習った「骨で動く体操」もそうだったな。なんで足を立てるのが大事なんですか？

身体の中心（背骨や腰）の力を末端のかかとの先まで伝えるためです。身体の中心の力を末端まで伝えることで、立位になった時、身体の中心と四肢がつながって動く感じが育っていくと思います。

なるほど。とにかく、それまでの「筋

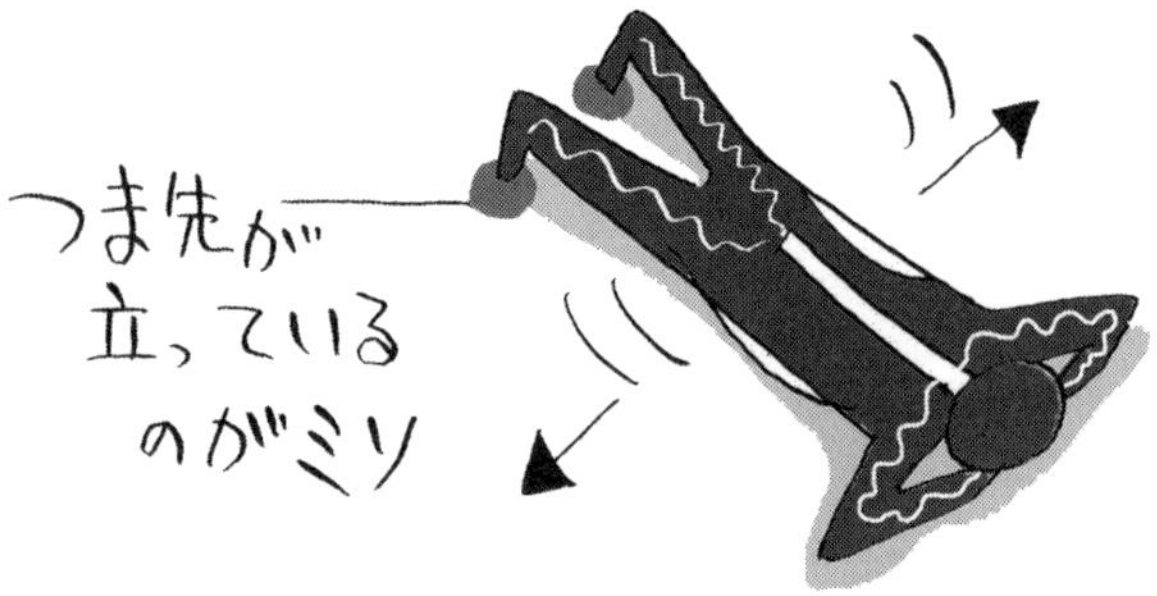

肉で動く」という意識を「骨で動く」に切り替えただけで身体がラクになったんですよね。重いもの持ったり、たくさん歩いたり、筋肉を使うとどうしても「筋肉で動く」に戻ってしまうんですけど、それを「骨で動く」に意識を戻すために、骨で動く体操は役に立ちます。このワニの体操は画伯にとっては花粉症対策なのかもしれないけど、私と同じように骨で動くのを覚えるのに使える人もいるかもしれません。

いったいなんでこんなに「骨で動く」ことを意識するだけで身体がラクになったんでしょうね？

骸骨の見本を見るとわかりますが、骨って自由度が高いでしょう。

たしかに。

だから筋肉から骨に注意を向けると、動きやすくなるのは当然なんです。

たしかに。なんか、動くのを肉が邪魔しないな、って思いました。こういうちょっとのワークで、身体はラクに動くようになるんだと、自分で実感しました。

自閉っ子やその周囲の皆さんにも、少しでもラクになっていただきたいです。

春編　まとめ

春は大団円だと思うので、良い春を迎えるために一年の過ごし方をまとめてみましょう。

・とにかく、弛めることを習慣づけること。そうしたら必要なときに引き締まりやすい身体になる。

・一年を通じて水収支に気をつけること。そのためには腎臓のくたびれに気をつけること。また、発達凸凹の人は内臓の未発達・発達途上もあるかもしれないことを考慮に入れて生活を組み立てること。

身体にも潜む一次障害へ対応しよう

ともかく、栗本さんと出会ってからわかったのは、発達凸凹の大人や子どもの周囲にいる人たちが漠然と感じていた「身体のどこかがうまくつながってない」感じを「関節や内臓の未発達・発達途上」と、具体的に理解できたことです。

そしてそれに打てる手があるとわかったこと。

「発達障害を治す」なんて考えたら、壮大な夢に思えてしまうかもしれません。でも一部分ラクになれば、あとは芋づる式によくなっていきます。そしてその芋づるのはしっこをつかむ方法は、世の中わりとあるのかもしれません。その一つとして、本書では栗本さんのお知恵をお借りしました。障害のある人、健常の人、両方の人がうまく身体を使いこなす指導をされてきた経験から、発達に遅れ・凸凹のある人の持つ困難にはどのようなものがあり、それにどういうワークが有効かご存じの方だからです。

たくさんの方に読み継がれている『自閉っ子、こういう風にできてます！』を出したころから私は、「自閉の人たちが季節に翻弄されなかったらどんなに生きやすくなるだろう」

と考えてきました。その問題意識に解決策を持っている実践家とようやく出会えてうれしいです。

しかも今回じっくりお話を聞いてわかったのは、季節は「乗り切る」だけではないこと。それぞれの季節は、それぞれの発達のチャンスでもあること。

本書で栗本さんの知見を披露することにより、少しでも心身がラクになっていく人が増えたら、とてもうれしいです。

発達凸凹の人たちにもその人たちを愛する人たちにも、希望を持っていただきたいですね。

あとがきに代えて
治るための四つの考え方

浅見淳子（花風社）

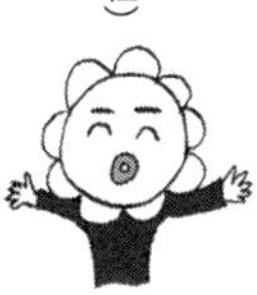

五年前の夏、臨床心理士・言語聴覚士である愛甲修子さんが花風社の事務所を訪ねられました。最近長崎大学の岩永竜一郎先生のもとを訪れ、感銘を受けた。そのことを師匠である精神科医の神田橋條治先生にお話したところ、岩永先生と会ってみたいなとおっしゃった。このお二人が会われるのであれば、本にしましょうよというお話でした。

神田橋先生といえばカリスマ精神科医。本来大変ありがたいお話のはずですが、このときの私にとってはありがた迷惑でした。自閉症者による法的被害を受け、支援者たちが手をこまねいてなんにもやらないことに絶望し、発達障害の分野はやめようかな、と思っていたときだったからです。

社会に理解を叫び、発達障害者を受け入れよと訴えながら、自分たちのすぐそばにいる発達障害者の問題行動一つにすら対処できない支援の世界の無力さに絶望していました。これは「うちの子はどこか他の子と違う」と違和感を感じながら病院に行って、さんざん検査を受けたあげく、「様子を見ましょう」と言われ、対応策の一つも示してもらえないときの保護者の方たちと共有できる切なさや怒りと同種のものかもしれません。絶望の押し売りに、私は我慢できませんでした。もしこの世界のどこかに、絶望の押し売りをしない医療者がいるのなら、お話を聞いてみたいと思いました。そこで私はききました。「神田橋先生は名医だとおききしますが一体何がそれほどすごいのですか?」。

そうすると愛甲さんはこうおっしゃるのです。「神田橋先生のもとでは、どんどん治っていくのです」「治るって?」「二十年間引きこもっていた人が、ハローワークに通い始めたりするのです。「長い時間をかけて診察なさるのですか?」「いいえ、五分診察です」。

信じられませんでした。それまで発達障害がベースにあって二次障害を起こしている人に対して、医療が何かできたケースを正直見たことがなかったからです。支援者たちは一次障害は治らない、治せるのは二次障害だけ、と言っていました。でも率直に言って、二次障害が治った人も見たことがありませんでした。引きこもりの人は引きこもりっぱなしにしておく、それが私の見ていた「支援のギョーカイ」の力量でした。私は治す先生ならお会いしたいと思いました。そして『発達障害は治りますか？』が生まれました。

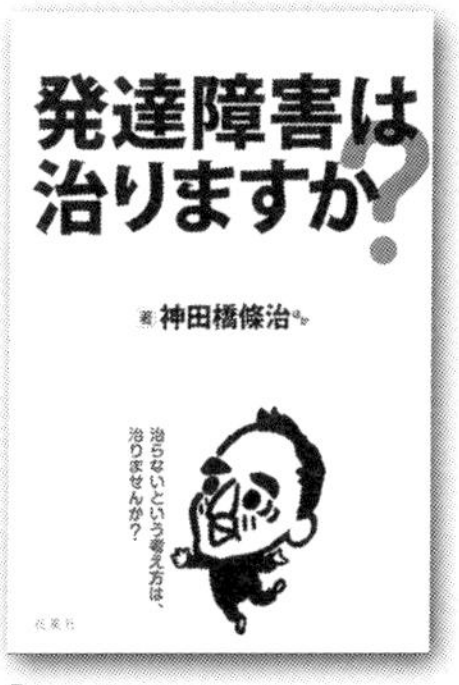

『発達障害は治りますか?』

出版から五年経った今、私は本当にこの本を出してよかったと思っています。あのときこの本を出した自分の決断が、多くの人が元気になるきっかけとなったからです。それくらい、読むだけでたくさんの人が「治って」いきました。そして、その治る秘訣を次々と本にしてきました。いつでもベースにあったのは、『発達障害は治りますか？』を通じて神田橋先生に教えていただいた四つの考え方でした。その四つの考え方に沿って、本を出してきました。そしてうれしいことに、その本を読んで、どんどんよくなる人が増えました。「治る」人が増えました。今日はその四つの考え方をご披露したいと思います。

治るための考え方①

「強みは弱みの裏にある」

発達障害は、ご存じのとおりスペクトラムです。スペクトラムだからこそ、「発達障害者は発達する」という考え方と「絶対治らない」という考え方は両立しません。発達するのなら、どこかで能力の一部が正常域を飛び越えることが絶対にないと言い切れないのは自明の理です。

けれども「治る」とは必ずしも「自閉症でなくなる」という意味ではありません。治っていても、自閉症のままの人もいますし、自閉症でなくなる人もいます。「治る」とはどういうことかさらに知りたい方は、前出の愛甲修子さんが書かれた『脳みそラクラクセラピー』をご参照ください。治るとはすなわち「資質が開花すること」だということがおわかりいただけると思います。

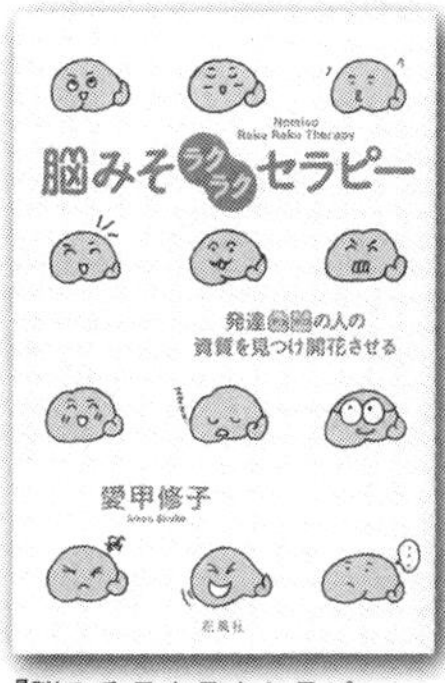

『脳みそラクラクセラピー』

けれども資質と言われると、ついつい「いいところ」と誤解してしまうかもしれません。でも違うのです。「強みは弱みの裏にある」のです。親から見て、周囲から見て「ここがこの子の弱いところ」というところでも、ひっくり返すと強みとして使えるのです。それに気づくと自閉っ子の中に「幸せになる力」が潜んでいるのがわかります。その力をまさに発揮したのが、ベストセラー『自閉っ子、こういう風にできてます！』の著者のお二人、ニキ・リンコさんと藤家寛子さんです。お二人がそれぞれのやり方で幸せになったまでのプロセスは『10年目の自閉っ子、こういう風にできてます！』に載っています。

お二人は二人とも自閉ですが、資質は別なので、努力の仕方が違います。ニキさんの努力の仕方は『自閉っ子のための努力と手抜き入門』に、藤家さんが努力の末社会人デビューをつかんだプロセスは『30歳からの社会人デビュー』に、それぞれ載っています。いいところを活かし、弱いところも利用して幸せになっていくこと。まさに「強みは弱みの裏にある」ことをつかんで、自分も周囲もラクになること。その様子がわかっていただけると思います。

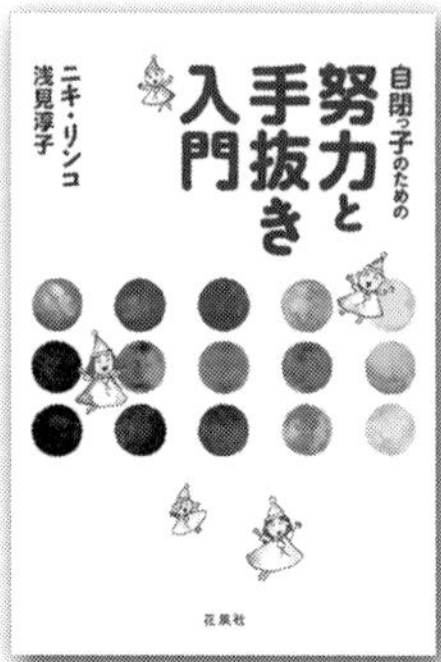

『自閉っ子のための努力と手抜き入門』

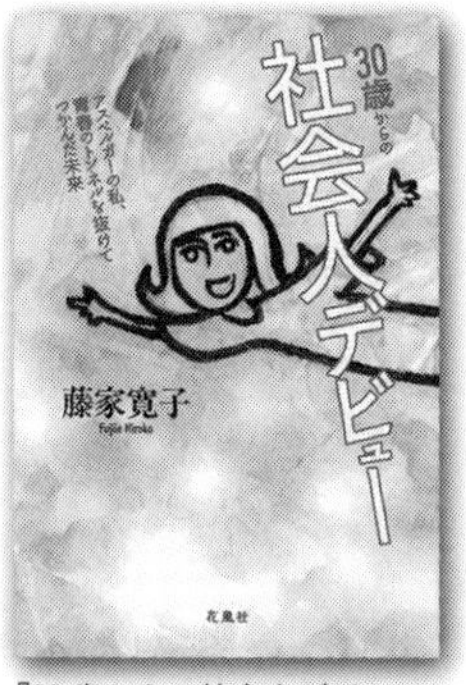

『30歳からの社会人デビュー』

治るための考え方②

「細かな資質のアセスメントを」

『発達障害は治りますか?』の中で神田橋先生は、現状の医療が発達障害を治せない一因として、「診断が粗すぎる」ことを指摘されました。ニキさんと藤家さんならば、幸せになる力はそれぞれ違うのに、同じ自閉症でありきたりのやり方をしていたら、どちらも幸せにはなれなかったかもしれません。

私はそれから「細かなアセスメント」「知能検査で測定できない能力のつかみ方」を実践しているお医者様を探し、長沼睦雄先生という先生を見つけ、『活かそう！　発達障害脳「いいところを探す」は治療です』という本を作りました。発達障害は治らないと決めつけず当事者の方をよくしていこうと奮闘していらっしゃる先生方は、少数かもしれないけどいらっしゃるのです。

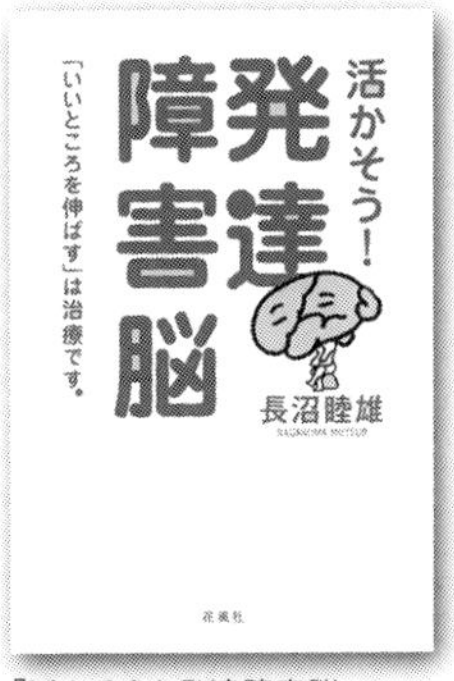

『活かそう！発達障害脳』

「身体をラクにすると脳がラクになる」

『発達障害は治りますか？』の中には治療場面がいくつか出てきます。私もその場で見ていたのですが、本当に何気ない身体への働きかけで当事者の方たちの顔がその場で明るくなるのにびっくりしました。元々『自閉っ子、こういう風にできてます！』を出したときから、自閉症の人たちの私たちとは違う身体のつらさに気づき、これをなんとかしてあげればずいぶん情緒や社会性の方面でもラクになるだろうと思っていたのです。神田橋先生と愛甲修子さんがたくさんの方々を癒やしていくのを見て、身体アプローチはやはり有効なのだなと思いを強くしました。

そして二〇一四年、本書の著者、栗本啓司さんと出会いました。発達障害の方の身体の特徴をよくつかみ、身体をラクにすることで発達を促す実践をこつこつ続けていらっしゃいました。私は読者の方と一緒に指導を受け、本当に簡単に見える働きかけで、睡眠や排泄、姿勢などの問題を抱えていた当事者の方々が「障害特性だから仕方ない」とされていた困難を克服され生き生きと健康になっていくのを見ました。そして『自閉っ子の心身をラクにしよう！』という本を作りました。この本には神田橋先生から「脳と身体は直結している。身体を楽にすると脳が楽になる。その方法がここにある」という推薦の言葉をいただくことができました。

この本の特徴の一つは、支援者に頼らなくても、家で今日からできることがたくさんあり、しかも即効性がみられるということです。診断がついても支援がない、支援があっても順番が回ってこない、という問題の解決の一助となりました。

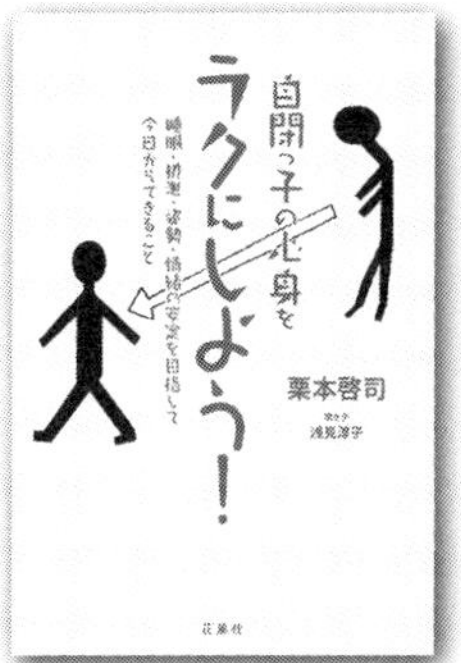

『自閉っ子の心身をラクにしよう!』

治るための考え方④

「自分で自分を治していく」

こういった身体アプローチに取り組むには「やってみよう」という気持ちが必要です。そのためには「やればできる」「やってやるんだ」という気持ちを育むことが大事です。自分はできるんだ、という気持ちです。これを発達凸凹のある人たちは、しばしば欠いていることがあります。育てなければいけないことがあります。

そのためには「とにかくつまらないことでもほめる」というやり方が支援の世界では一般的になっています。でもこのやり方に効果があったケースはあまり見たことがありません。お母さんたちも支援センターなどで「叱ってはいけません」「ほめてください」と言われ、ときにはプレッシャーを感じるのではないでしょうか。

つまらないことをほめても、実は自己肯定感など育ちません。その子が自発的に何かに取り組み、試行錯誤の末に成功させ、「ドヤ顔」したときに、はじめて生きるために頑張る力が養われます。課題は与えられるのではなく、自分で見つけたものでないと生きる力には結びつかないのです。「好奇心に沿った技法の開発がほしい」と神田橋先生も言われています。そうだなあ、と思っていたときに森嶋勉さんとの出会いがありました。

森嶋さんは現在大阪で、凸凹キッズのためのスポーツ塾を三店舗運営されています。スポーツが不得意な子にも、身体アプローチは有効です。いくらほめても身につかない自己肯定感を育む一番の近道です。身体を使って何かすることは「今までできなかったことができた」「工夫ができた」ということに通じる一番わかりやすい体験だからです。しかも森嶋さんの指導は、日々の家庭での遊びにも活かせます。遊びを通じて社会性を育むヒントがあります。身体から、コミュニケーション力を養うことができるのです。私は皆さんに社会を生き抜く力を養ってもらうため、森嶋さんの実践を『伸ばそう！　コミュニケーション力』という本にまとめました。

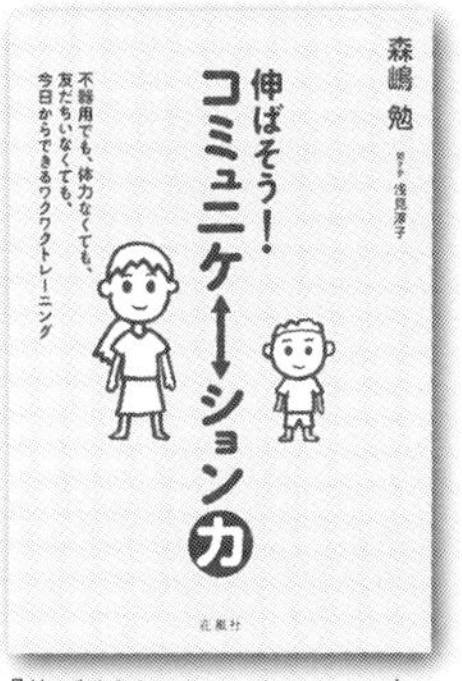

『伸ばそう！コミュニケーション力』

今、「発達障害は治りますか？」ときかれたらこう答えます。

『発達障害は治りますか？』という本を世に問うて数年経ちました。その間に、多くの読者との出会いがありました。そして今、私が「発達障害は治りますか？」ときかれたら、やはり「治ります」と答えると思います。それくらい、よくなる人をたくさん見てきました。けれども、強調しておきたいことがあります。発達障害の脳みその偏りは、「抹消すべきもの」ではなく「活かす」べきものであるということ。そして偏りを活かすということ自体が、「治る」につながっていくこと。

そして「治す」のはお医者さんでも支援者でもないこと。本人の本来持っている治る力、これを発動させるのがいい治療者・支援者だということ。

近道の一つが「身体をラクにする」ということ。コンディションを良くしていくとそれだけ脳みそに余裕ができて、発達が起きること。

パニックが収まって知能指数が伸びた。排泄がうまくいくようになって情緒が安定した。

睡眠が深く入るようになって日中働くだけの体力が確保できた。そうやって調子がよくなって社会に出れば、社会には癒す力があります。社会と触れ合うことで、人はどんどん成長していきます。

それがわかったから、私は今、はっきりと言います。

発達障害は治ります。治しやすいところから治していけばいいのです。「自閉症を治す」と言われたら、「無理だ〜」と思うかもしれません。でも「腰をしっかり育てましょう」と言われたら、方法があるような気がしませんか? こうやって身体をラクにしてあげれば、社会性や情緒面での不具合も、芋づる式にどんどん治っていくのです。

それを教えてくれたのは、当事者の皆さんが希望を失わず前向きに生きていく姿でした。どんどん社会で生きやすくなる当事者の人々の姿を見て、私は「治るんだな」と考えるようになりました。

花風社はこれからも、「治る」につながる芋づるのはしっこをつかんでいただけるような活動をしていきたいと思います。

こういう本を読んできました

栗本啓司

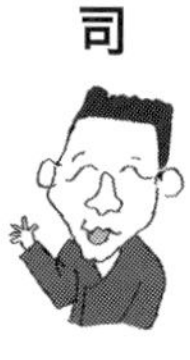

発達障害の人の身体の仕組みを知った本

『発達障害は治りますか？』
●神田橋條治 他＝著 ●花風社

『伸ばそう！ コミュニケーション力』
●森嶋 勉＝著 ●花風社

『自閉っ子、こういう風にできてます！』
●ニキ・リンコ＋藤家寛子＝著 ●花風社

『10年目の自閉っ子、こういう風にできてます！』
●ニキ・リンコ＋藤家寛子＝著 ●花風社

『発達障害児の水泳療法と指導の実際』
●児玉和夫＋覚張秀樹＝著 ●医歯薬出版株式会社

『発達障害の子の感覚遊び・運動遊び
――感覚統合を生かし、適応力を育てよう 1』
●木村 順＝著 ●講談社

人体の構造と動きの仕組みを知った本

『入門人体解剖学』
●藤田恒夫＝著 ●南江堂

『動きの解剖学 I』 ●ブランディン・カレ・ジャーメン＝著／仲井光二＝訳 ●科学新聞社

『基礎運動学』 ●中村隆一＋斉藤 宏＋長崎 浩＝著 ●医歯薬出版株式会社

『足のはたらきと子どもの成長』 ●近藤四郎＝著 ●築地書館

『ヒトの足』 ●水野祥太郎＝著 ●創元社

発育段階（乳児〜幼児）に応じた体操・運動を知るヒントになる本

『子育てに健康体操を』 ●佐藤丑之助＝著 ●エイデル研究所

東洋的（日本的）身体観の視点で身心の繋がりを知った本

『からだの設計にミスはない――操体の原理』 ●橋本敬三＝著 ●たにぐち書店

『万病を治せる妙療法――操体法』 ●橋本敬三＝著 ●農文協

『誰にもわかる操体法の医学』 ●橋本敬三＝著 ●農文協

『快からのメッセージ』 ●三浦 寛＝著 ●たにぐち書店

『操体法の治療と予防』 ●三浦 寛＝著 ●たにぐち書店

『楽しくわかる操体法』 ●今 昭宏＝著 ●医道の日本社

『正体術健康法』 ●高橋迪雄＝著 ●谷口書店

『整体入門』 ●野口晴哉＝著 ●ちくま文庫

『風邪の効用』 ●野口晴哉＝著 ●ちくま文庫

『原初生命体としての人間』 ●野口三千三＝著 ●岩波書店

『野口体操・からだに貞く』 ●野口三千三＝著 ●春秋社

『野口体操・おもさに貞く』 ●野口三千三＝著 ●春秋社

『背骨のゆがみは万病のもと』 ●甲田光雄＝著 ●創元社

『〈別冊宝島〉東洋体育の本』 ●JICC出版局

日本人の身体の使い方が学べる本

『あたりまえのカラダ』 ●岡田慎一郎＝著 ●イースト・プレス

『お相撲さんの〝腰割り〟トレーニングに隠されたすごい秘密』 ●元・一の矢＝著 ●実業の日本社

『お相撲さんの〝テッポウ〟トレーニングでみるみる健康になる』 ●元・一の矢＝著 ●実業の日本社

体験を通じて身心の理解のヒントになる本

『からだを解き放つアレクサンダー・テクニーク』 ●谷村英司＝著 ●地湧社

『音楽家ならだれでも知っておきたい「からだ」のこと』 ●バーバラ・コナブル＝著／片桐ユズル＋小野ひとみ＝訳 ●誠信書房

『フェルデンクライス身体訓練法』 ●M・フェルデンクライス＝著／安井 武＝訳 ●大和書房

『心をひらく体のレッスン』 ●M・フェルデンクライス＝著／安井 武＝訳 ●新潮社

著者紹介

栗本啓司（くりもと・けいじ）

1971年神奈川県生まれ。順天堂大学体育学部体育学科卒（現スポーツ健康科学部）。中学校・高等学校教諭一種免許（保健体育）取得。大学卒業後、障害児の体操教室などにかかわり、障害の有無、男女、年齢を問わず「身体をラクにする」方法を磨いてきた。各種の手技療法、整体、野口体操、アレクサンダー・テクニーク、フェルデンクライス・メソッド等のボディ・ワークに学び、現在神奈川県小田原市にて「からだ指導室 あんじん」を主宰する傍ら、障害児・者施設などで指導にあたる。個人個人の身体感覚を大切にするアプローチをしながら、その人らしく活き活きとしなやかに生きることをサポートしている。著書に『自閉っ子の心身をラクにしよう!』がある。

＊　＊　＊　＊

「からだ指導室　あんじん」ホームページ
http://www.geocities.jp/karada_anjin/

浅見淳子（あさみ・じゅんこ）

編集者。株式会社花風社 代表取締役。

異文化としての自閉症に興味を覚え、交流を楽しんでいる。と同時に、自閉症の人々が持つ身体的な困難さに気づき、それに打つ手はないかと模索しつづけ、一連の「自閉っ子シリーズ」をプロデュースしてきた。著書に『自閉っ子と未来への希望』、『自閉症者の犯罪を防ぐための提言』、ニキ・リンコとの共著に『自閉っ子のための努力と手抜き入門』、藤家寛子との共著に『自閉っ子的心身安定生活!』がある。

芋《いも》づる式《しき》に治《なお》そう!
発達《はったつ》凸凹《でこぼこ》の人《ひと》が今日《きょう》からできること

2015年2月23日　第一刷発行
2024年7月28日　第八刷発行

著者　栗本啓司　浅見淳子

装画・マンガ　小暮満寿雄
デザイン　土屋 光
発行人　浅見淳子
発行所　株式会社花風社
〒151-0053 東京都渋谷区代々木2-18-5-4F
Tel：03-5352-0250　Fax：03-5352-0251
Email：mail@kafusha.com　URL：http://www.kafusha.com

印刷・製本　中央精版印刷株式会社

ISBN978-4-907725-93-8